安心・信頼を生み出す

"頻出" 治療説明集

【編集委員】
景山正登 (東京都・景山歯科医院)
谷田部 優 (東京都・千駄木あおば歯科)

刊行にあたって

　日常臨床のなかで、歯科治療とその選択について患者の理解を得るために、どのように説明すればよいのか苦心することが多いと思われる。そうしたニーズに応えるかたちで、デンタルダイヤモンド社より『歯科医師のための治療説明ハンドブック』（1996 年出版）および、『続 歯科医師のための治療説明ハンドブック』（1997 年出版）が発刊され、20 年以上が経過した。その間、時代の変遷とともに情報量が増え、患者と歯科医師との関係にも変化が生じてきたように思える。換言するならば、「患者の納得を引き出す説明」から、「患者が安心し、信頼を生み出す説明」が求められるようになったのではないだろうか。どのような歯科治療であろうとも、患者の協力なくして長期にわたる予後は望めないからである。

　そこでこのたび、新たに保存・補綴分野に焦点をあてた、患者の安心・信頼を生み出す治療説明集を上梓することとなった。

　患者説明の難しさは、「臨床のなかで答えは 1 つではない」ということである。なぜなら、患者の背景や感性が十人十色であるように、歯科医師一人ひとりも経験や考え方が異なるからである。患者のキャラクターを見極め、歯科医師自身のキャラクターも考慮したうえで、はじめて円滑な意思の疎通を図ることができ、安心や信頼が生まれるのではないだろうか。そのことを念頭においたうえで、本書に目を通していただくことを筆者一同願っている。そして、本増刊号が明日からの臨床の一助になれば幸いである。

　月刊デンタルダイヤモンド創刊から 43 年を迎え、また、風薫るなか新しい元号「令和」を迎える節目に、本増刊号を刊行できたことに喜びを感じて。

2019 年 6 月
編集委員一同

CONTENTS

刊行にあたって 5

第1章 保存

① う蝕治療関連

01 う蝕治療を始める前の治療説明
景山正登　　東京都・景山歯科医院 12

02 う蝕の検査では何を行うのか？
唐見和孝　　東京都・ロイヤル歯科医院 14

03 臨床症状のない深いう蝕
ステップワイズエキスカベーションとシールドレストレーション
齊藤秋人　　東京都・斉藤歯科医院 16

04 う蝕再石灰化療法
宇田川義朗　東京都・宇田川歯科医院 18

05 う蝕除去
猪越重久　　東京都・イノコシ歯科医院 20

06 修復処置と材料の選択　コンポジットレジン修復とメタル修復
猪越重久　　東京都・イノコシ歯科医院 22

07 不顕性う蝕
猪越重久　　東京都・イノコシ歯科医院 24

08 根面う蝕への対応
笠島生也　　東京都・笠島歯科室 26

09 う蝕のメインテナンスケアの重要性
三橋守泰　　埼玉県・三橋歯科医院 28

② 歯内療法関連

01 歯内療法を始める前の治療説明
阿部 修　　東京都・平和歯科医院 30

02 歯髄検査
村上志郎　　神奈川県・村上歯科医院 32

03 強い痛みを伴う冷・温熱刺激
森谷良行　　埼玉県・もりや歯科 34

04 窩洞形成による露髄
齊藤秋人　　東京都・斉藤歯科医院 36

05 強い痛みを伴う急性根尖性歯周炎
足立雅行　　東京都・雅デンタルクリニック 38

06 長期間続く抜髄後の痛み
太田彰人　　東京都・碑文谷さくら通り歯科 40

07 根尖部の外科治療　根尖切除療法
阿部 修　　東京都・平和歯科医院 42

08 根尖未完成歯の感染根管処置
久保周平　　東京歯科大学　小児歯科学講座　非常勤講師 44

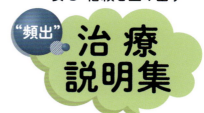
安心・信頼を生み出す
"頻出" 治療説明集

09 **小児の外傷歯への対応** とくに歯髄に影響が及んでいる場合
久保周平　東京歯科大学　小児歯科学講座　非常勤講師 ……… 46

10 **歯内療法と抜歯の鑑別**
景山靖子　スウェーデン・ストックホルム・Folktandvården ……… 48

③ 歯周治療関連

01 **歯周治療を始める前の治療説明**
景山正登　東京都・景山歯科医院 ……… 50

02 **歯周病のリスクファクター　喫煙**
佐野哲也　東京都・はあとふる歯科医院 ……… 52

03 **歯周病の検査では何を行うのですか？**
神澤 晃　東京都・かんざわ歯科クリニック ……… 54

04 **重度歯周炎患者への説明**
山田 潔　東京都・山田歯科成瀬クリニック ……… 56

05 **若年者の歯周病**
山田 潔　東京都・山田歯科成瀬クリニック ……… 58

06 **歯周基本治療**
木原竜太　愛媛県・きはら歯科クリニック ……… 60

07 **歯周治療時の歯の動揺とその対応**
山田 潔　東京都・山田歯科成瀬クリニック ……… 62

08 **歯ぎしりとその対応**
岩野義弘　東京都・岩野歯科クリニック ……… 64

09 **歯周形成外科手術、歯肉歯槽粘膜外科手術**
岩野義弘　東京都・岩野歯科クリニック ……… 66

10 **フラップ手術、歯周組織再生療法**
岩野義弘　東京都・岩野歯科クリニック ……… 68

11 **歯周治療後のトラブル**
横田秀一　東京都・横田歯科医院 ……… 70

12 **歯周病に伴う歯列不正と矯正治療の必要性**
髙橋正光　東京都・髙橋歯科矯正歯科 ……… 72

13 **歯周治療後の補綴**
矢ケ崎隆信　神奈川県・ヤガサキ歯科医院 ……… 74

14 **歯周炎患者に対するインプラントの適用**
宗像源博　昭和大学歯学部　インプラント歯科学講座 ……… 76

15 **歯周治療後のSPTの重要性**
佐野哲也　東京都・はあとふる歯科医院 ……… 78

16 **歯内 ― 歯周病変**
矢ケ崎隆信　神奈川県・ヤガサキ歯科医院 ……… 80

CONTENTS

第2章 補綴

① 補綴の選択

01 歯を失った後の治療選択
谷田部 優　東京都・千駄木あおば歯科　──── 84

② 義歯関連

01 パーシャルデンチャーによる欠損修復を始める前の治療説明
谷田部 優　東京都・千駄木あおば歯科　──── 86

02 パーシャルデンチャーの種類
佐藤雅之　千葉県・エムデンタルクリニック　──── 88

03 即時義歯
佐藤雅之　千葉県・エムデンタルクリニック　──── 90

04 パーシャルデンチャー製作時の前処置の必要性
佐藤雅之　千葉県・エムデンタルクリニック　──── 92

05 義歯装着後の注意と指導
犬飼周佑　神奈川県・犬飼歯科医院　──── 94

06 義歯はどのくらいもつのか
犬飼周佑　神奈川県・犬飼歯科医院　──── 96

07 総義歯製作前の治療説明　他院で作った義歯が痛くて噛めない
鈴木哲也　東京医科歯科大学大学院　口腔機能再建工学分野　──── 98

08 総義歯におけるレジン床と金属床の違い
松丸悠一　フリーランス・Matsumaru Denture Works　──── 100

09 総義歯装着後の訴え
松丸悠一　フリーランス・Matsumaru Denture Works　──── 102

10 歯科訪問診療における義歯のメインテナンス
犬飼周佑　神奈川県・犬飼歯科医院　──── 104

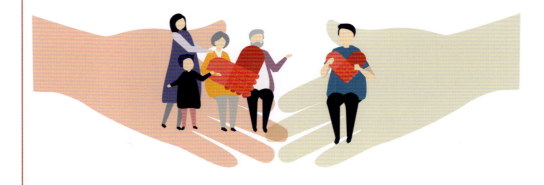

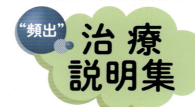

安心・信頼を生み出す
"頻出" 治療説明集

③ クラウン・ブリッジ関連

01 歯冠修復を始める前の治療説明
日野年澄　大阪府・日野歯科医院 ……… 106

02 さまざまなセラミック歯冠修復材料の選択
日野年澄　大阪府・日野歯科医院 ……… 108

03 生活歯のクラウン・ブリッジ形成
古谷彰伸　千葉県・勝田台フルヤ歯科 ……… 110

04 残存歯質が歯肉縁下にある歯の保存
古谷彰伸　千葉県・勝田台フルヤ歯科 ……… 112

05 クリアランスがなく対合歯を削る必要があるとき
石浦雄一　昭和大学歯学部　インプラント歯科学講座 ……… 114

06 審美的な理由で天然歯を歯冠修復したい
日野年澄　大阪府・日野歯科医院 ……… 116

07 ブラキシズムが疑われる患者への指導
古谷彰伸　千葉県・勝田台フルヤ歯科 ……… 118

④ インプラント関連

01 インプラント修復を始める前の治療説明
倉嶋敏明　新潟県・倉嶋歯科クリニック ……… 120

02 抜歯してからインプラントが入るまでの流れ
山田浩之　新潟県・山田歯科医院 ……… 122

03 角化歯肉が不足している場合の処置　遊離歯肉移植術(FGG)
山田浩之　新潟県・山田歯科医院 ……… 124

04 上顎洞底を挙上する処置　サイナスリフト、ソケットリフト
倉嶋敏明　新潟県・倉嶋歯科クリニック ……… 126

05 骨量が足りない場合の処置　骨誘導再生療法(GBR)
山田浩之　新潟県・山田歯科医院 ……… 128

06 遊離端欠損におけるIARPDの有用性
倉嶋敏明　新潟県・倉嶋歯科クリニック ……… 130

07 無歯顎におけるIODの選択
金澤 学　東京医科歯科大学大学院　高齢者歯科学分野 ……… 132

ブックデザイン：和歌月悦子

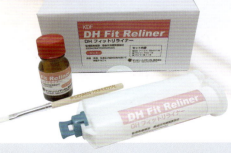

第1章

保存

① う蝕治療関連
② 歯内療法関連
③ 歯周治療関連

1 う蝕治療関連

01 う蝕治療を始める前の治療説明

景山正登 東京都・景山歯科医院

症例概要

患者：7歳、男児
主訴：学校歯科健診でむし歯といわれた
口腔内所見：D⏌咬合面遠心はう窩になっていたが、E⏌にう窩は認められなかった。頬側面と歯頸部、隣接面、う窩にプラークが付着していた。6⏌そして、DE6⏌頬側歯頸部に白斑病変が認められた（図1）
X線写真所見：D⏌遠心、E⏌近心は象牙質内に透過像が認められた。E⏌遠心と6⏌近心エナメル質内に透過像が見られた（図2）

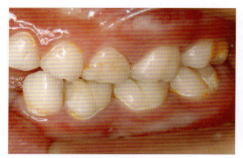

図❶　初診時の左側頬側面観

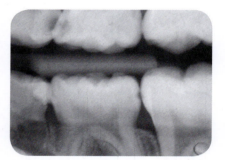

図❷　初診時の左側バイトウイングX線写真

●う蝕の診断と治療方針

「むし歯」というと、多くの患者は歯に穴が開いた状態であるう窩を思い浮かべるであろう。しかし、当然ながら、う窩の形成は初期う蝕から始まる。また、初期う蝕病変がすべてう窩になるわけではない。う蝕が発症した場合、そのう蝕が進行するかどうかを確認する必要がある。つまり、活動性う蝕であるかどうかである。う蝕病変にプラークが付着していると進行する。う窩の場合、プラークがとれにくいため、プラークコントロールしやすくするために切削介入して充填を行う。したがって、う蝕を診断するうえで、活動性病変であるかどうかと、う窩の有無を確認する必要がある[1]。本症例では、D⏌を活動性象牙質う窩病変、E⏌を活動性象牙質う蝕病変、6⏌そしてDE6⏌を活動性エナメル質初期う蝕病変と診断した。

う蝕の発症、進行、そして再発を防ぐために、う蝕の管理は生涯にわたって行わなければならない。これを「う蝕コントロール」という。う蝕コントロールには、切削介入を行わずう蝕のリスクをコントロールする非保存修復治療と、切削介入する保存修復治療がある。保存修復治療を行ったとしてもう蝕リスクコントロールが不可欠である。

う蝕のリスクがコントロールされているかどうかは、う蝕が発症した歯数で確認する[2]。小児の場合、過去1年間で2つ以上の病変が認められた場合は高リスクであるが、リスクコントロールを行い1年経過したとき、う蝕病変が認められなければ、低リスクになったと判断する。成人の場合は、過去3年間でう蝕病変が認められない場合は低リスク、過去3年間で3つ以上の病変が認められた場合は高リスクとする。

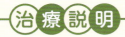

治療説明

〈治療開始前のコンサルテーション〉
患児と保護者 むし歯は何本ありますか？
歯科医師 ６本ですね。
患児と保護者 そんなにあるのですか。左上の奥歯は穴が開いているので、それがむし歯なのはわかるのですが。どれがむし歯でしょうか。むし歯はどうしてできるのですか。そして、どのように治療するのですか。
歯科医師 穴が開いている歯はもちろん、歯の頬側で白くなっているところもむし歯です。ここにむし歯菌を含むばい菌の塊がついていますね。むし歯は、このむし歯菌が甘いものを餌にして酸を出し、カルシウムなどのミネラルでできている歯を溶かす病気です。最終的に歯に穴が開きます。穴が開いてしまうと、そこを塞がなければ、さらに進行して痛くなったり、咬みにくくなります。そのとき、ただ穴を詰める治療をしても酸で歯が溶ける環境は変わっていないので、いずれ再発してしまうでしょう。

しかし、むし歯になるとすぐに歯に穴が開くわけではありません。まず、むし歯菌が出す酸により歯が侵され、歯はチョークのように白くなります。これを初期むし歯といいます。この段階で見つけてばい菌を除去し、口の中の環境を改善できれば、進行を止めることができます。さらには、もとの健康な歯に戻すこともできます。

そのため、フッ素入り歯磨剤を使用してブラッシングを行います。砂糖などの甘いものを控え、食べる回数や飲む回数を減らす必要もあります。これは、患者さん自らが取り組もうと思わなければできません。お父様やお母様の協力も欠かせません。むし歯で開いた穴を詰める治療をした場合も同じです。

患児と保護者 これ以上悪くしたくないので、取り組んでみたいと思います。

【参考文献】
1) Nyvad B, Machiulskiene V, Baelum V: Reliability of new caries diagnostic system differentiating between active and inactive caries lesions. Caries Res 33: 252-260, 1999.
2) Rethman J: Trends in preventive care: caries risk assessment and indications for sealants. J Am Dent Assoc, 131 Suppl: 8S-12S, 2000.

•POINT•
う蝕治療は、保存修復治療だけでなく、非保存修復治療が必要であることを強調する。

AFTER
２年後の定期的来院時（９歳）：患児自身により、頬側プラークは除去できるようになり、再石灰化している（図3）。ご両親もブラッシング後にチェックしている。D遠心、E近心は初診後レジン充填を行ったが、２年後の再評価時、充填物は維持され、う蝕の再発は認められない。E遠心と6近心のエナメル質内う蝕に進行は見られない（図4）。う蝕リスクは軽減した。

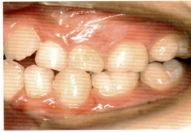
図❸ ２年後の左側頬側面観

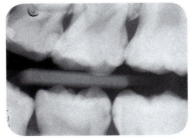
図❹ ２年後の左側バイトウイングX線写真

1 う蝕治療関連

02 う蝕の検査では何を行うのか？

唐見和孝　東京都・ロイヤル歯科医院

症例概要
- **患者**：12歳、女児
- **主訴**：歯がしみる
- **現病歴**：数日前から甘いものや冷たいもので、両側の下顎臼歯がしみるようになった
- **診断**：C_2

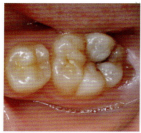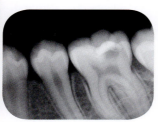

図❶　左側。裂溝周囲に広がる暗褐色の病変と深いX線透過像。患児が思うよりも重篤に進行している

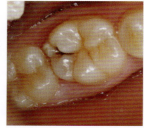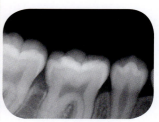

図❷　右側。う窩が浅くなるにつれ、X線写真のみでの診断は困難になり、視診と触診の重要性が高くなる

●診断および治療方針

う蝕の検査にて考慮するべきは、う窩の程度のみではなく、う窩の有無および病変の活動性の有無である。

う窩のあるう蝕病変ではプラークコントロールが困難となるため、通常、保存修復処置が適応となるが、平滑面のようなプラークコントロールが可能な部位であれば、保存修復処置は必須とはいえない。一方、う窩がないう蝕病変では当然保存修復的介入は選択されないが、ここでも重要なのはう蝕病変の活動性の有無であり、歯科医師による介入が必要か否かはそれにかかっている。

実際にはプラークの有無を確認しつつ、探針や歯ブラシでプラークを除去し、エアーで乾燥させた後に表面性状の観察、触診を行う。プラークの有無はう蝕活動性の重要な基準である。活動性のエナメル質表面は光沢のない白色を呈し、粗造感が触知されるが、非活動性のエナメル質表面は光沢があり、滑沢である。活動性の象牙質、セメント質表面は黄褐色から茶褐色を呈し、軟化しているか、または皮革様の触感である。一方、非活動性の象牙質、セメント質はやはり光沢があり、滑沢である。病変の色調は活動性の決定的な基準とはならない。

X線写真による検査は、視診、触診にて確認できない隣接面う蝕や、不顕性の咬合面う蝕の検出に必要である。しかし、X線写真で検出された透過像が、実際にう窩を形成しているかどうかは、象牙質深くまで進行して初めて確実となり、エナメル質に限局するう窩の検出は正確ではない。したがって、保存修復処置の必要性をX線写真のみで行うことはできない。透過像すべてをう窩と考えると、偽陽性診断が大幅に増加してしまう。

その他、レーザーや電気的なう蝕検査機器による検査が今日用いられているが、各々の検査によって検出されたう蝕が、保存修復処置が必要なう窩のある活動性のう蝕であるかどうか、注意深い診断が必要である。

治療説明

患児 最近、甘いものや冷たいものを食べると、両側の下の奥歯がしみます。

母親 奥歯の噛むところが黒くなっていて、むし歯になっているみたいです。他にもむし歯があれば治してほしいです。

歯科医師 わかりました。しみるところのむし歯がどれくらい進んでいるのか、検査しましょう。それから、他の歯についても調べてみますね。

母親 検査ではどのようなことをするのですか？ 時間がかかったり、痛かったりしますか？

歯科医師 目で見る検査の他に、器具で歯に触れてむし歯の状態を調べる検査と、X線写真の撮影をします。通常、検査で痛むことはありませんが、見やすくするために風をかけたり、歯の汚れを取り除いたりします。器具での検査では、歯に触れて状態を調べます。全体をしっかり調べると、大体10分くらいかかります。

母親 そうした検査は必要なのですか？ 見た目で穴が開いていたり、黒くなっているのがむし歯ではないのですか？

歯科医師 穴が開いてしまっている場合はもちろんそうなのですが、一見、同じように歯が黒くなっている場合でも、むし歯がどの程度深く歯の中まで進んでいるのか、どれだけ広がっているのかは、きちんと検査をしないとわかりません。また、むし歯の深さや広がりによって治療方法は変わってきますので、より正確な診断のためにも検査は必要です。それから、むし歯の状態によっては見た目が黒いとは限らず、白っぽく見えるものもあります。同じような色に見えても、むし歯が進んでいるのか、進行が止まっているのかの違いがあって、それぞれで治療方法が変わってくるのです。

　大事なことは、削って詰め物をして治さなければいけないのか、それとも削らずに治せるのかの判断です。それから、むし歯になりかかっている歯がないかどうかを調べます。そうした診断のために、慎重な検査が必要なのです。

母親 X線写真は被曝が心配なので、できれば撮りたくないのですが……。

歯科医師 誰しも普段生活しているなかで、常日頃から日光や食物など自然界からの放射線を受けているのですが、それと比べても歯科で使用するX線写真の放射線量は非常に少なく、体への影響は非常に少ないので、まず心配はありません。もちろん、そのうえで必要最低限しか撮影しません。歯と歯の間や噛む面の溝の中を肉眼で見ることはできませんので、むし歯の見落としがないか、また、むし歯の深さがどれくらいかをきちんと調べるうえで、必要な検査になります。

〈X線写真撮影後〉

歯科医師 左下の奥歯は噛む面の溝だけでなく、その周りも暗い色になっていて、むし歯が深く進んでいることがわかるのですが、X線写真で見ると神経の近くまでむし歯が進んでいました。

母親 穴も開いていないのにそんなに進んでいるのですか？

歯科医師 一見、大したことがないむし歯に見えるのですが、見えない溝の中から進んでいるので、気がつかないうちに深く進行している状態です。

母親 右側も同じぐらいの深さですか？

歯科医師 右側は左側と同じような状態に見えるのですが、左側に比べてまだむし歯は浅く、神経の近くまでは進んでいません。どちらもできるだけ神経を残せるように処置していきます。

母親 よろしくお願いいたします。

【参考文献】
1）O Fejerskov, B Nyvad, E Kidd（eds.）: Dental Caries, 3rd ed. －Disease & Its Clinical Management. WILEY-BLACKWELL, 2015.

●POINT●

　う蝕の検査は、歯科医師にとって何ら問題ない処置という認識であるが、患者は何をされるかわからない。そのため、事前に内容を伝えておくと、無用の不安を避けられる。

1 う蝕治療関連

03 臨床症状のない深いう蝕
ステップワイズエキスカベーションとシールドレストレーション

齊藤秋人　東京都・斉藤歯科医院

症例概要
- 初診：2014年6月
- 患者：10歳、男児
- 主訴：6が痛い、しみる
- 現病歴：初診時、テンポラリーセメントソフトとグラスアイオノマーセメントにて暫間処置を行うも、来院が途絶える。1ヵ月後、6のフードインパクションを主訴に再来院した

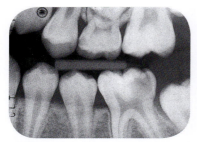
図❶　初診時（2014年6月）のデンタルX線写真

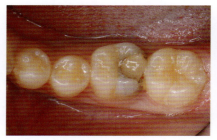
図❷　暫間充填材破折時（2014年7月）の口腔内写真

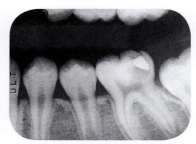
図❸　暫間充填材破折時（2014年7月）のデンタルX線写真

●**ステップワイズエキスカベーション／段階的削除法とは？**

すべてのう蝕を取り除くのではなく、歯髄に近いう蝕を一部残し、薬剤を塗布することにより、残存させたう蝕を硬化させる。その後リエントリーを行い、硬化しなかったう蝕を除去し、最終修復を行う方法である。この処置の目的は、病変の進行を停止させ、第三（修復）象牙質の形成を促進し、歯髄を保存することである。

●**シールドレストレーションとは？**

シールドレストレーションは、極力歯質を削らずに感染象牙質を取り残した状態で、封鎖を確実に行うことにより、う蝕の進行を停止させるという概念である。リエントリーしないメリットはあるが、感染歯質に対する封鎖性の問題などが懸念されている。

●**診断および処置**

初診時、冷水痛、自発痛（軽度）を訴え、デンタルX線写真（図1）より、歯髄に近接するう蝕が認められた。患児の年齢（10歳）なども考慮し、歯髄保存療法を選択した。う窩には軟化象牙質が深部まで存在したため、一部感染象牙質を除去後、テンポラリーセメントソフト（松風）とグラスアイオノマーセメントで暫間処置、鎮痛薬の投与を行う。

1ヵ月後、遠心の暫間充填材の破折を確認（図2）。症状の軽減、またデンタルX線写真（図3）により、歯髄の回復傾向が認められたため、再度感染象牙質を除去し、再充填した。

1年2ヵ月後、症状の消失、デンタルX線写真上の第三象牙質の確認後、リエントリーを行う。感染象牙質の多くは黒色に変色し、硬化が確認できた。う蝕検知液を用いながら、遠心窩洞側壁の残存象牙質をできるかぎり保存し、レジン充填を行った。

治療説明

歯科医師 お子さんの冷たい物がしみる、少し痛みがある原因は、左下の永久歯のむし歯と考えられます。むし歯は神経の近くまで進行しており、神経を除去するかどうかの瀬戸際です。神経を除去するデメリットを考慮すると、今回はまず神経を残す処置を選択します。

母親 神経を取ると、どんなデメリットがあるのですか？

歯科医師 神経を取ると、歯は枯れ木のようになり、脆くなります。将来、歯が割れる危険性も高まります。神経を取ることは、歯を失う最初の一歩となるのです。ですから、お子さんの将来を考えると、できるかぎり神経を保存することが大切です。実際には神経に触れないようにして、神経に近いむし歯を残しながら、お薬を塗布し、仮の詰め物をします。お子さんの神経の生活力により、徐々に神経とむし歯の間に防御壁を作り、しみるなどの症状が軽減していきます。

それには期間が必要です。一般的には3ヵ月を目安として、X線写真やお口の中の状態を確認しながら、仮の詰め物を外して、残っているむし歯を除去し、最終的には白い詰め物や銀歯で修復します。

母親 処置後、痛みは出ませんか？

歯科医師 神経とむし歯の距離が近いほど、その可能性は高くなります。お子さんのむし歯は神経ギリギリのところまで進行しているので、その可能性がないとはいえません。処置後、すぐにズキズキするような痛みが出現する可能性もあり、その場合は神経を除去しなくてはいけません。鎮痛薬を投与しますが、もし我慢できないような痛みが出た場合は、早急に連絡してください。

母親 仮の詰め物が外れた場合は、どうすればよいのですか？

歯科医師 仮の詰め物が外れる可能性は低いですが、一部欠けたりすることはあります。その場合、細菌が侵入して、むし歯が進行する可能性が高くなります。神経を保存するチャンスを失うかもしれません。

もし欠けた場合は、早急に連絡してください。お子さん自身では、欠けたことが自覚できない場合もあるので、定期的な来院が大切です。

> **・POINT・**
> 将来、歯を失うリスクを考えたとき、歯髄保存の重要性をいかに患者さん（保護者）に伝えるかが大切。また、症状が出て抜髄になる可能性を事前にしっかりと、本人、保護者に伝えることも重要である。

AFTER

口腔内写真（初診より3年・図4）より、レジンが欠けるなどの問題は認められない。デンタルX線写真（初診より4年3ヵ月・図5）より、遠心歯根の歯根膜腔の拡大が認められるものの、生活反応は確認でき、症状も消失している。

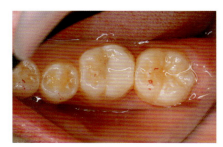

図❹ レジン充填後、3年経過時（2017年1月）の口腔内写真

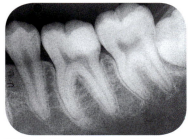

図❺ 初診より4年3ヵ月後（2018年9月）のデンタルX線写真

04 う蝕再石灰化療法

宇田川義朗　東京都・宇田川歯科医院

症例概要
- **患者**：12歳、男児
- **主訴**：健診希望
- **現病歴**：5年前より不定期に来院し、乳歯のう蝕処置およびメインテナンスを受けていた。6歳のとき、軽度の発達障害と診断されており、プラークコントロールは定着していなかった

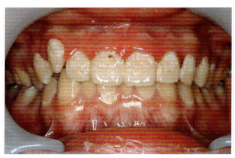

図❶　初診時の正面観

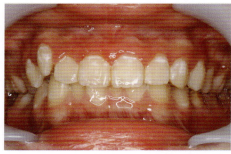

図❷　プラーク除去後の正面観

●診断および治療方針

患児は6歳のときアスペルガー症候群と診断された。

上顎前歯部には厚いプラークが全面に付着しており、歯肉の炎症も認められる（**図1**）。プラークを除去すると、頬側エナメル質表面には、広範囲にわたる白斑が認められた。白斑部分には実質欠損は認められず、う窩は形成されていなかった（**図2**）。以上の所見より、3┼3活動性エナメル質初期う蝕と診断した。

活動性エナメル質初期う蝕は、口腔内の脱灰と再石灰化のバランスが崩れ、エナメル質表面が脱灰に傾いた場合に白斑として発症し進行する。そのため、口腔内の環境を再石灰化傾向に導くことができれば、う蝕の進行は停止する。白斑はエナメル質の表層下脱灰層に留まっており、再石灰化を促進することで、う窩の形成を抑制できる。それだけでなく、白斑を消失させられる可能性もある。このエナメル質表面での再石灰化を促す目的で、う蝕再石灰化療法を行う。う蝕再石灰化療法では、以下の3点を行う。

1. 歯面のプラークを除去し、唾液に歯面が触れる時間を増やす（セルフケアによるブラッシングと来院時のPMTC）。
2. フッ化物が歯面に触れる時間と機会を増やす（歯磨剤の使用と来院時の高濃度フッ化物塗布）。
3. 食生活の改善を行い、脱灰時間を減らす。

う蝕再石灰化療法の成否は診療室内の処置よりも、セルフケアも含め患者の担当するパートが多くを占める。月1回の来院を促し、プロフェッショナルケアを行うとともに、日々の患者によるう蝕リスクコントロールが実施されているか確認する必要がある。一度の説明だけでは治療内容が患者に十分に伝わらず、保健行動が習慣化されて治療が成功することは難しい。う蝕再石灰化療法は、患者との長きにわたる関係性のなかで成立する治療方法である。患者のモチベーションを維持できるような説明を心がけることが重要である。

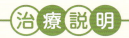
治療説明

〈口腔内写真（図2）をいっしょに見ながら〉
歯科医師 〇〇君、前歯が白くなっているところは、歯がどんな状態になっているかわかる？
患児 むし歯？
歯科医師 そう。でもこの白いところは「初期むし歯」といって、穴が開いていないむし歯なんだ。だからまだ、むし歯が大きくなるのをストップさせることもできるし、うまくいけばむし歯を治すこともできるんだ。
患児 削らなくてもよいの？
歯科医師 〇〇君が頑張って、むし歯になる原因をなくしていければ、削らなくてよいんだよ。
患児 ほんとう!? どうすればよいの？
歯科医師 まずはむし歯の原因となるむし歯菌の塊、プラークを歯の表面から取り除く必要があるんだ（図1を見せながら）。どうだい、プラークがどこに付いているかわかるかい？
患児 ここ。このあたりにいっぱい付いている。
歯科医師 そうだ。いっぱい付いているね。これをどうやって取り除けばいいんだろう？
患児 歯磨きだ!!
歯科医師 そうだ。歯磨きをすることでプラークを取り除ける。ちょっと練習してみるか？
患児 うん！

〈ブラッシング練習後〉
歯科医師 きれいにプラークを落とせたね。ところで家で磨くとき、歯磨き粉は使っているかい？
患児 うん、使っているよ。
歯科医師 よし、しっかりフッ素入りの歯磨き粉を使ってね。一つ質問だけど、磨いた後のうがいはどのようにしているかな？ うがいの水の量はこのくらいかな（ユニットのコップで7分目までに水を満たして患者に見せながら）？
患児 もっと多いかな。
歯科医師 実は、歯磨き後のうがいの水の量はこのくらい（コップの水をほとんど捨てる）。ペットボトルのキャップ2杯分、約15ccの水の量を口に含み、10秒くらいゆすいで終わり。
患児 えー、味が残っちゃうよ。
歯科医師 それでいいんだ（笑）。歯磨き粉に含まれるフッ素が口の中に残ることが大事なんだ。

〈次回来院時〉
歯科医師 どうだい、今日まで歯磨き粉を使ってしっかりと磨けていたかい？
患児 まあまあだね。
歯科医師 今日は初期むし歯を治すために、〇〇君に知ってほしいもう一つのことを勉強しよう。
患児 甘いおやつは食べちゃダメなんでしょ。
歯科医師 よく知っているね。でも甘いおやつを食べちゃダメではないんだ。甘いものやおやつの食べ方、ジュースの飲み方を工夫してほしいんだ。
患児 へぇー、食べていいんだ。
歯科医師 だらだら食べがいけないんだよ（食事の頻度の違いで、ステファンカーブの脱灰時間がどのように変化するのかをパネルで示し、理解を深める）。

> **・POINT・**
> 悪いところを指摘するだけの説明ではなく、患者が自ら治療に参加したいと思える説明を心がける必要がある。

AFTER その後、月1回の来院を継続している。歯肉の炎症が減り、白斑部が歯肉辺縁から離れてきて、う蝕活動性の低下がうかがえる（図3）。

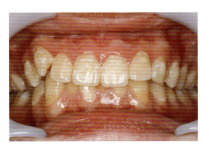

図❸ 初診より約2週間後の正面観

1 う蝕治療関連

05 う蝕除去

猪越重久 東京都・イノコシ歯科医院

症例概要
患者：12歳、男児
主訴：学校健診では何も指摘されていないが、食事のときにしみる。詳しく調べてほしい（母親より）
現病歴：歯科医院での治療経験は、乳歯の抜歯と永久歯への小さな詰め物を2歯に入れた程度。ここ数ヵ月、食事のときに噛んでいると左右の奥のほうの歯がしみる

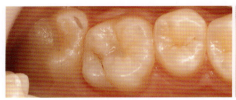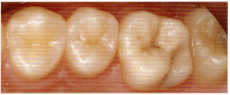

図❶ 術前写真

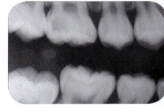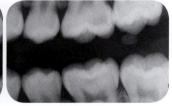

図❷ 咬翼法X線写真

●診断内容

視診では、6|6の中心小窩に小さなコンポジットレジン充填がみられたが、あきらかなう窩はすべての歯にみられなかった。

咬翼法X線写真で、6|6と|6の咬合面直下象牙質内に明確な透過像を認めた。とくに、6|6の透過像は象牙質内1/2に達していた（図1、2）。

●治療方針

う蝕の進行を止めるために、充填修復処置が必要である。無麻酔下でう窩を開拡し、う蝕検知液に濃染する感染象牙質がすべて除去できるのであれば、そのまま接着性コンポジットレジンで充填を行う。

感染歯質除去時に冷水痛などの痛みが強ければ、注射麻酔下で削除してもよいが、歯髄に近づくおそれがある場合は、エナメル象牙境から側壁にかけて感染象牙質をすべて除去して側壁の健全象牙質を露出させ、窩底部は感染象牙質を残したまま間接覆髄法を行う。間接覆髄材に関して、日本歯科保存学会は、水酸化カルシウム、もしくはタンニンフッ化物配合セメントを推奨している。筆者は、タンニン酸セメント（エイチワイシー：松風）を窩洞内面に塗布して、その上をベースセメント（松風）で封鎖している。この状態でおおよそ3ヵ月ほど待ち、再度セメントを除去して感染象牙質の除去を試みる（段階的削除法）。

●

患者には、X線写真や透照診で歯の内部の暗い影を見せ、う蝕が内部で広がっていることを削る前にあらかじめ伝え、影の範囲は最低限削る必要があることを知らせる。

【参考文献】
1）日本歯科保存学会（編）：う蝕治療ガイドライン 第2版（詳細版）（http://www.hozon.or.jp/member/publication/guideline/file/guideline_2015.pdf）

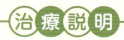

〈口腔内を診察した後の会話〉

母親 先生、この子の歯にむし歯はありますか？

歯科医師 肉眼で見て、大きな穴が開いているところはありません。しかしながら、X線写真を見ると、3ヵ所に治療が必要なむし歯があります。白く映っているのが歯です。この部分に黒い影があるのがわかりますか？ むし歯が歯の内部で進行して穴が開いている状態です。このまま放置すると、むし歯が神経まで達して強い痛みが出ます。むし歯の進行を止めるために、その部分を削って埋める必要があります。

母親 息子のむし歯は大きいのですか？

歯科医師 大きいです。実際はX線写真で映る範囲よりも大きいです。まずは、むし歯に侵されている部分を取ってみましょう。削るときの痛みが少なければ、そのまま詰めて終了できます。削るときの痛みが強い場合は、麻酔を注射して削ることも可能ですが、その場合は、むし歯に侵されている部分を残してむし歯の進行止めの薬を付けて仮詰めし、3ヵ月くらい経過をみて、再度むし歯の部分を削って詰めるような処置をすることもあります。

息子さんはまだお若いし、歯の中の神経の部分が大きいので、削る量は控えめにしたほうがよいと思います。少し時間をかけて対処しましょう。まずは、最も大きいむし歯がある右上の奥歯から始めましょう。しばらくお通いください。

母親 では、よろしくお願いします。

〈削除終了後〉

歯科医師 手鏡を持ってください（う窩を患者と母親に見せながら）。お口の中にミラーを入れます。歯が見えますか？ ここがむし歯で開いた穴です。舌で触ってみてください。大きいでしょう（図3）。

母親 先生、こんなに大きく削ったのですか？

歯科医師 むし歯は内部で大きく広がりますから、天井部分を削って内部を開放すると大きな穴になります。大きな穴に驚かれたと思いますが、むし歯の進行を止めるために必要な処置なのですよ。

　<u>むし歯の怖いところは、気づかないうちに歯の内部で進むことです</u>。飴や清涼飲料水を頻繁に摂ったり、間食が多い生活習慣がなければ、むし歯は数年かかってゆっくりと進みます。ですから、定期的に歯科医院でX線写真を撮って奥歯の状態を調べておけば、ここまで大きくなる前にむし歯を見つけられたと思います。短期間のうちにまたむし歯を作るようであれば、食習慣を見直さないといけないと思います。

> **•POINT•**
> う蝕の切削処置では、X線写真や透照診の影のような、「歯の中に欠損がある具体的な証拠」を患者に見せて説明する必要がある。

AFTER 窩洞形成が完了した時点（図3）で、患者にはう窩の状態を見せて、その大きさを実感させること。充填してからでは（図4）、目で見ても舌で触っても、う蝕の大きさを実感できない。

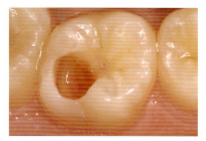

図❸　<u>6</u>のう窩開拡、窩洞形成後

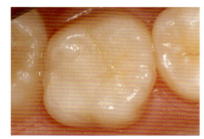

図❹　充填後

05　う蝕除去

1 う蝕治療関連

06 修復処置と材料の選択
コンポジットレジン修復とメタル修復

猪越重久 東京都・イノコシ歯科医院

症例概要
患者：45歳、女性
主訴：右下の奥歯で噛むと、何となく痛くて強く噛めない
現病歴：ここのところ、右奥で噛むと下の歯が何となく痛いので、詳しく調べてほしい。普通にしているときは痛くない

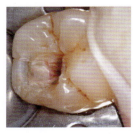

図❶ 充填物除去後の術前写真。遠心部歯質に亀裂が見える

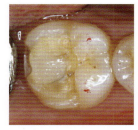

図❷ コンポジットレジン修復後、咬合痛が消えなかったため、ハーフクラウンの形成を行った

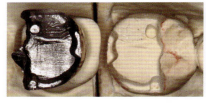

図❸ 作業模型。維持を強めるために、隣接面に側室、頬側に溝、咬合面近心側に小窩を付与した

●診断内容

6|は、割り箸を噛ませると軽度の痛みがある。咬合面遠心部にアマルガム充填があり、X線写真ではう窩や根尖部の透過像は確認されなかった。無麻酔下で、このアマルガム充填を除去し、窩洞内の黒く着色した象牙質を注意深く除去したところ、遠心辺縁隆線部に象牙質に達する亀裂が確認された（図1）。この亀裂が痛みの原因と判断し、接着性レジンと充填用コンポジットレジンで修復を行ったが、1ヵ月経っても咬合時の痛みは改善しなかった（図2）。

●治療方針

コンポジットレジンによる修復では、亀裂部にかかる咬合力を緩和できないと判断した。そこで、亀裂部を外側から被覆するために、メタルによるハーフクラウンで修復することとした。

外側性の被覆冠にする場合、問題となるのは歯質削除量である。亀裂がどの深さまで達しているかは不明だが、患歯の歯髄はすでに亀裂によって何らかの刺激は受けているので、象牙質切削によってさらなる歯髄刺激を加えたくなかった。ま

た患歯は、遠心辺縁隆線部の亀裂以外に問題はなく、近心側半分はきれいな状態だったので、近心側の削除は控えたかった。

以上の条件から、メタルによるハーフクラウンがベストと考え、患者に説明した。

なお、健全象牙質の削除を最少限にして修復物の維持を強めるために、窩洞内に側室、溝、小窩を付与して機械的維持を強める工夫をした（図3）。

●

充填用コンポジットレジンの弾性率（値が高いほど変形しにくい）は、最も高い製品で健全象牙質と同等の15GPaで、エナメル質の65GPaには遠く及ばない。それでも、過去の臨床成績から臼歯部充填用のコンポジットレジンとしては、この値で十分であると考えられている。しかしながら、今回はメタル以外の選択肢はなかった。

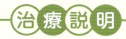

治療説明

〈初診時〉

歯科医師 右下の奥の歯が噛むと痛いのですね。私が割り箸をお口の中に入れますから、奥から順に噛んでいただきます。ここはどうですか？

患者 この歯で噛むと他の歯と違って痛いように感じます。飛び上がるほどではないですが、あきらかに他と違います。

歯科医師 X線写真では、中でむし歯が進んでいるようには見えません。噛む面に小さな詰め物が入っていますから、これを外させてください。

〈充填物除去後〉

歯科医師 手鏡で歯を見てください。ここに筋が見えますか？ 歯にヒビが入っています（図1）。

患者 どうなるのですか？

歯科医師 まずは、歯と接着する材料でこの穴を埋めて固めてみましょう。それで噛んだときの痛みが消えれば、最もよいと思います。

〈コンポジットレジンによる修復後、1ヵ月ほどしてから〉

患者 先生、やっぱりまだ噛むと痛いです。

歯科医師 そうですか。前回お見せしたように、むし歯で大きな穴が開いているのではなく、歯の一部に「ヒビ」が入っているのが痛みの原因と思われます。ヒビが広がらないように接着材で固めて痛みを引かそうと考えたのですが、この方法では十分でなかったようですね。

　次の方法としては、ヒビの入っている歯の後ろ半分を外側から覆うような詰め物を入れて、ヒビが広がらないようにすることが考えられます。私としては、歯の後ろ半分を金属で覆う方法が、歯のことを考えると最もよいと思います。

患者 銀歯になるのですか？ 目立ちますか？

歯科医師 色はいま問題になっている歯の後ろに入っている被せ物と同じです。しかし、形は歯の後ろ半分だけ覆うようになります。直接見えるところではないので、気にはならないと思います。

患者 歯と同じ色では無理ですか？

歯科医師 金属の特徴は、薄くても強度が確保できることです。被せる場合は歯を削る量を減らせます。歯と同じ色の材料は、割れないような強度を確保するため厚みが必要になります。隣の歯や噛み合う上の歯との隙間は限られますから、厚みを確保するために歯を削る量が増えます。

　いま、歯にヒビが入って歯の中の神経の部分が刺激を受けていますから、歯を削ることによる刺激をできるだけ少なくしたいと考えます。歯と同じ色の修復物を入れるとなると、歯を大きく削ることによる刺激が状態を悪化させるのではと心配です。歯の処置では、得るものと失うものがあります。得るものが大きく、失うものが少ない処置法を選択すべきと考えます。

患者 噛んで痛いのがなくなるのが一番ですから、先生の指示に従います。よろしくお願いします。

歯科医師 歯を削る量は極力少なくしますので、注射麻酔は使いません。どうしても痛くて嫌な場合は、おっしゃってください。その場合は、麻酔を使います。

患者 わかりました。

・POINT・

金属と歯冠色材料は、性質が異なり、歯質の切削量も変わる。それぞれ、得るものと失うものがあることを患者に説明すべきである。

AFTER 完成したハーフクラウンは接着性レジンセメントで装着。その後、幸いなことに咬合痛は消失した（図4）。

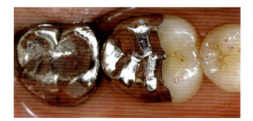

図❹ 冠装着後

1 う蝕治療関連

07 不顕性う蝕

猪越重久　東京都・イノコシ歯科医院

症例概要
患者：11歳、男児
主訴：学校健診で「CO」と言われたので、詳しくみてほしい（母親より）
現病歴：いままで学校健診でむし歯を指摘されたことはなく、歯科医院での治療経験はない。今回「CO」と言われて、母親が「いままでむし歯ができないように気をつけていたのに、非常に心配」とのこと

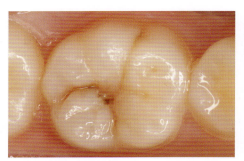

図❶　術前の|6

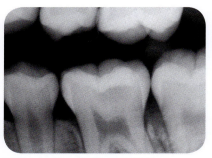

図❷　同部の咬翼法X線写真

●診断内容

患児は、冷水痛などの自覚症状はまったくなく、視診で確認できる充塡物やう窩もなかった。学校健診で「CO」と診断された|6咬合面には、中心小窩から遠心小窩にかけて小窩裂溝部の着色がみられた（図1）。咬翼法X線写真では、同歯の咬合面エナメル質直下象牙質内に透過像がみられ、象牙質内1/2に達していた（図2）。

●治療方針

う蝕の進行を止めるために、充塡修復処置が必要である。無麻酔下でう窩を開拡し、う蝕検知液に濃染する感染象牙質がすべて除去できるのであれば、そのまま接着性コンポジットレジンで充塡を行う。う窩が深く歯髄に近い場合や、感染歯質除去時に冷水痛などの痛みが強ければ、前述（『う蝕除去』[P.20]）の間接覆髄法と段階的削除を行うべきである。

「不顕性う蝕」とは、視診では小窩裂溝部の着色もしくはC₁と判断されるが、X線写真上では象牙質内に大きく広がった透過像を有する症例である。頻度は高くないと思われるが、10代に多くみられ、原因は不明である。

不顕性う蝕は見落とすと歯髄処置に至る可能性が高いため、早期発見が非常に重要である。視診でう窩が明確でなくても、小窩裂溝部の着色などがある場合は、須貝昭弘氏の方法（根管穿通用ファイル「Dファインダー #10, 21㎜」[マニー]を用いた触診）や咬翼法X線写真を撮るべきである。また、マイクロラックス トランスイルミネーター（モリタ）による透照診で歯の内部に暗い影が見える場合は、象牙質う蝕を疑ったほうがよい。とくに、須貝氏の方法はX線写真でう蝕が確認できる前の段階の象牙質う蝕を診断できるため、小窩裂溝部のう蝕に非常に早い段階で対処できるので、ぜひとも習得すべきである。

【参考文献】
1）須貝昭弘：臨床的裂溝う蝕の診断と処置法．日本歯科医師会雑誌，60：547-554, 2007.
2）猪越重久：1からわかるコンポジットレジン修復．クインテッセンス出版，東京，2012：42-45.

治療説明

母親 うちの子はいままで、むし歯を指摘されたことはないので、今回、学校健診で「CO」と言われて非常にショックを受けています。そもそも「CO」って何なのですか？

歯科医師 「CO」とは、目で見てむし歯による大きな穴は開いていないが、将来、進行して穴が開く可能性がある状態なので、経過観察が必要だということです。ただ、学校健診では目で見るだけなので、むし歯の疑いがある場合は、歯科医院でX線写真を撮るなどして、詳しく調べてくださいということなのです。これから奥歯のX線写真を撮らせていただきますが、よろしいですか？

母親 わかりました。お願いいたします。

〈X線写真撮影後〉

歯科医師 左の奥歯の溝に黒く色が付いていますね。見ただけでは穴は開いていません。ただ、いま撮らせていただいたX線写真では、歯の中にしっかりした黒い影があります。むし歯は歯の中で進行しますから、この状態を止めるためにも、むし歯の部分を削って埋める必要があります。<u>むし歯は入口が狭く、中で広がりますから、目で見ただけでは大きさがわからないことが多いのです。</u>

母親 歯を削るのですか？　この子は歯を削るなんて初めてです。大丈夫ですか？

歯科医師 むし歯が歯の内部に進んでいますから、このまま放置することはお勧めしません。むし歯が進んで神経まで達したら、強い痛みが出ますし、処置もたいへんです。

　いまはまだしみたりするなどの自覚症状がありませんから、麻酔をしないでむし歯の部分を注意深く削ってみます。むし歯の部分をすべて取りきれれば、そのまま詰めて完了です。ただ、削るときの痛みが強い場合は、むし歯の穴の中にむし歯の進行を止める薬を付けて蓋をし、3ヵ月ほど経過をみてから、再度むし歯の部分を削って取ります。

母親 では、お願いいたします。

歯科医師 （患児に向かって）これから歯を削るけど、痛いようだったら、手で合図してください。（注意深く丁寧にう窩を開拡しながら）痛くないですか？　大丈夫ですか？　（う蝕検知液を滴下し、その後水洗しながら）しみませんか？　（う蝕除去の最終段階で）少し痛いかもしれません。我慢できないようであれば、合図してください。その場合は麻酔を使います。

　むし歯の部分がすべて取れました。ゆすいでください。

　（患児に手鏡を持たせ、そばで見ている母親と患児に向かって）これだけの穴が開いていました（図3）。むし歯の部分はすべてとれましたから、これからこの穴を埋めます。

　（充填仕上げ研磨後）カチカチ噛んでみてください。高くないですか？　舌で詰めた歯を触ってください。尖っていませんか？

• POINT •

充填処置で対処できるう蝕は、目で見えず自覚症状はないので患者自身が気づいていないのが普通である。定期健診を勧める必要がある。

AFTER

明瞭なう窩がなく、自覚症状もないのに、図3のようなう窩があることは歯科医師としても驚く。修復後はきれいな歯が回復したことを患者に見せて安心させるとよい（図4）。

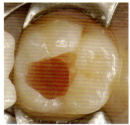 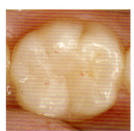

図❸　う窩開拡、窩洞形成後　　図❹　充填後

1 う蝕治療関連

08 根面う蝕への対応

笠島生也　東京都・笠島歯科室

症例概要

患者：68歳（2010年）、男性
主訴：前歯が黒い、口臭が気になる
現病歴：30年前、痛みがあって歯科医院に行ったきり受診していない。病院が嫌いで、とくに歯科医院は嘔吐反射が強いため避けてきた。最近、孫に前歯の色と口臭を指摘され、やむなく当院を受診した

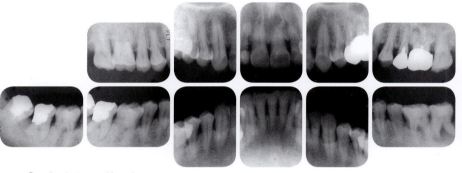

図❶　初診時のX線写真

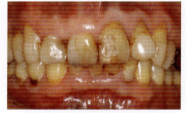

図❷　初診時の正面観（2010年）

●診断および治療方針

初診時の口腔内視診より、全顎的な歯肉の発赤・腫脹、歯石の沈着、歯間部の食渣、歯の咬耗、補綴物の不適合が認められた。患者は継続的な管理を望んだので、歯周病検査（口腔内写真撮影、歯周精密検査）、X線検査、研究用模型の採得を受けるよう提案した。全顎X線検査（図1）と歯周精密検査より、一部重度〜広汎型中等度慢性歯周炎と診断した。正面観の口腔内写真より、前歯の変色と 4| の根面う蝕が認められた（図2）。本項では、4| についてまとめていく。

検査過程より、嘔吐反射と舌圧、そして歯科恐怖心が強いことがわかった。検査所見を説明しながら、はじめの治療方針は主訴である口臭をなくすこと、前歯の着色を改善することにした。

次に、歯周治療を進めていくと、協力的な一方、非常に頑固な性格であることがわかった。う蝕、歯周病予防のために全身的既往（高血圧）、歯科的既往（DMFT：10）、フッ化物の応用、食事回数・時間、TBI（おもに補助用具の使用）などの説明をすると、「フムフム、フンフン」と軽快に首を縦に振ることもあれば、「フロスはできないので、絶対にやらない」、「家でのフッ化物使用は自信がないので約束しない」など、根面う蝕同様、患者の性格も"歯科衛生士・歯科医師泣かせ"であった。

歯周基本治療は2ヵ月間、計6回で終了し、PCR：62.1％→17.2％、BOP：32.8％→12.1％、PD 3mm以下：63.2％→83.3％となった。お孫さんの前で息を"ハ〜ッ"とやっても臭いとは言われなくなり、前歯の変色も修復治療によりまったく気にならなくなったとのこと。よって、歯周精密検査結果やホームケアなど不安定要素を残しながらも、SPTにて経過観察することにした。これより約9年、この患者への診療方針は、患者教育の継続、初期う蝕を再石灰化させるフッ化物応用、口腔内の細菌数を減らす、患者が望まない医療介入は積極的に行わない、一言でいうならば、"セルフケア重視の長期管理"を目指すことであった。

治療説明

〈4̄|根面う蝕〉

患者 先生、口臭がなくなって孫とも遊べるようになった。前歯もきれいにしてもらったけど、この右下の黒いのは治療しなくていいのかい？

歯科医師 ……（言葉に詰まる）。その歯の処置には、麻酔が必要です。麻酔後、黒い部分を削り、"防湿"といって、詰め物をするときに歯を唾液で濡れないようにするため、15分ほど口を開けっぱなしにしていただきますが、頑張れますか？

患者 ……フム、難しいな。しかし、放っておいて大丈夫なのかね。

歯科医師 一般的に現状維持は困難です。しかし、○○さんは知的な方です。理論がわかれば協力していただけると考えています。われわれが団結すれば、治療せずに経過観察でもよいと思います。次回、Yさん（歯科衛生士）と3人で、黒い歯（根面う蝕）について話し合いましょう。

〈後日〉

歯科衛生士 今日は根面う蝕についてお話しします。ただし、新しい話ではなく、いままでの復習になります。

患者 ……うん。

歯科衛生士 まず、この歯の根元は黒いですが、周りの白い部分と同程度の硬さなので、非活動性のう蝕、つまり進行していないむし歯であると私たちは考えています。この状況を維持するためにいくつか大切なことがあるのですが、3つだけお伝えします。①歯を磨くこと、②食事の摂り方、③フッ化物の使用です。

患者 よし！ 全部できているな！

歯科衛生士 ①は根面う蝕の原因がプラークなので、プラークを除去することが大切です。でも力任せに歯磨きをすると、エナメル質と象牙質の硬さが違うので、歯がえぐれてしまいます。以前、歯根面の磨き方は難しいとお伝えしましたよね。

患者 あ～！ 忘れてた。

歯科衛生士 ②についてですが、○○さんは以前1日の飲食回数が7回以上のときもありました。これを5回に抑え、のど飴を常用しない（いつもポケットに入れておかない）と約束していただきました。それと、ひと口に20回は嚙んで唾液の分泌を促すことも大切です。

患者 頑張ってるよ～。

歯科衛生士 ③の目的は、脱灰より再石灰化を優位にさせることです。方法は2つあり、1つは家庭でフッ化物配合歯磨剤を使うこと。これは○○さんの実行が頼りです。もう1つは、診療室で1年に2回程度、フッ化物塗布をすることです。

患者 Yさんに教えてもらった歯磨剤は、味がよくて気に入っている。フッ化物を口の中に残すのがポイントというのも忘れていないよ。

歯科衛生士 ○○さんは、唾液分泌促進のために水分補給も心がけていらっしゃいます。全身疾患と唾液の分泌量も考慮したいので、これからも情報を提供してください。最後に、根面う蝕と歯周病は密接に関連していますから、歯周病も安定させましょうね。

患者 今日も勉強になったよ。ありがとう。

•POINT•

つねに言葉と雰囲気は大切にする。また、患者の立場を理解することで、お互いがリラックスして意見交換できるよう努めている。

AFTER この患者は、健康教育を重視することで、68歳から約9年間、医療介入なしで4̄|の状態を維持している（図3）。

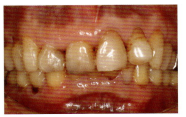

図❸ SPT時の正面観（2018年）

08 根面う蝕への対応

1 う蝕治療関連

09 う蝕のメインテナンスケアの重要性

三橋守泰 埼玉県・三橋歯科医院

症例概要
患者：46歳、女性
主訴：右下の奥歯がしみる
現病歴：いままでもときどきしみたり治ったりを繰り返していたが、最近、冷たいものを飲むたびにしみるようになってきたので来院

●処置

7┘のインレーを除去後、軟化象牙質を除去した。グラスアイオノマーセメントで仮充塡を行い、1ヵ月経過観察の後、症状の消退を確認し、インレーによって修復を行った。

患者はいままで、歯科医院には痛くなったときのみ通院していたとのことで、修復治療終了が通院の終了との認識だった。

過去の修復処置（**図1**）から、患者がハイリスクであることはあきらかである。リスクを診査するうえで、過去の修復物の数は最も重要な手がかりとなる。前回の修復処置から今回の主訴の症状が発生するまでどのくらいの期間であったかも、危険性を捉えるうえでの情報となる。その他のチェックポイントとして、ブラッシングの他、食習慣（間食を含む食事回数、嗜好）、生活環境の変化、全身的疾患の有無、服薬状況、フッ化物の使用の有無を聞き、日常生活が再石灰化を促進する環境になっているかを診査する必要がある。これらの情報を収集するため、問診は重要な手がかりとなる。

得られた情報を踏まえ、う蝕の原因と経過を説明し、この先健康で快適な生活を送るためにはどうしていけばよいかを理解してもらう。リスクの種類、大小は患者個人で異なるので、いまに至った原因を分析し、どのようにしてう蝕をコントロールしていくのかを提案する。

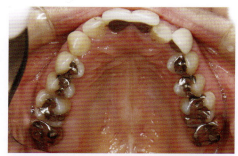
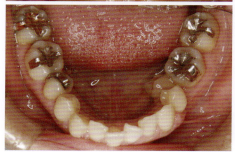

図❶ 初診時の口腔内写真

日常臨床の感触として、こちらの理想ばかりを述べても、必ずしも万人の心に響くわけではなく、無理強いは逆に患者の足を遠のかせる結果になりかねない。たとえば間食が多い場合、回数や嗜好物の性状などを変えてみるなど、なるべくう蝕リスクの低い方向への指導を行うなどの、「落としどころ」を探しながら患者にとって無理のない生活の変革を提案し、日常生活のなかに定着させていくための道案内を行っていく必要があると感じる。

定期的に来院してもらい、下がりかけたモチベーションを引き上げ、それを繰り返しながら健康な口腔を維持していくことが重要だと思われる。

治療説明

〈処置終了後〉

歯科医師　ひとまず冷たいものがしみていたむし歯の部分を取り除いて、仮詰めのセメントが入っています。これで痛みやしみる症状が出てこなければ、削り直して型を取っていきます。

患者　ありがとうございます。うがいをしてもしみないようです。

歯科医師　○○さんの口の中は、いままでにもたくさんの治療がしてありますね。むし歯を取り除く治療は終わりましたが、この先またむし歯を作らないように、定期的に健診していく必要がありそうですね。

患者　というと……？

歯科医師　いままで受けられてきた治療のお話をうかがうと、痛くなってから削っては詰めるという治療を繰り返してきていますね。そのなかで進んでしまったものに関しては、神経を抜いて冠を被せなくてはならない状態にまで悪化してしまったものもあったようです。むし歯の進行は1日、2日で穴が開くものではないので、定期健診と患者さんの努力次第で、発生を遅らせたり未然に防ぐことができます。

患者　できればこれ以上、痛い思いをせずに過ごしたいと思っています。

歯科医師　○○さんのむし歯の多くは、歯と歯の間の歯ブラシが届きにくい部分から起こっています。これはむし歯の原因となる歯垢がその部分に長時間残っていることを示しています。口の中から細菌を100％追い出すことはできませんが、歯の表面に付着する量をできるかぎり少なくすることで、むし歯の発生を抑えられます。ですから、その部分にはデンタルフロスなどの補助的な器具を使って清掃する必要があります。フッ化物入りの歯磨き粉は、歯の表面の失われたミネラルを元に戻す働きがあるので、必ず使ってくださいね。

患者　いままでフロスは使っていませんでした。

歯科医師　歯と歯の間に物が挟まったまま時間が経つとむし歯の原因にもなりますし、歯ぐきに食べかすが押し込まれたりすることで、歯周病の原因になることもあります。むし歯の進行はいきなり穴が開くのではなく、歯垢が長く付いていた部分の歯の表面が、酸によってざらざらとした磨りガラス状の浅く溶かされた状態になります。さらに酸の侵食によってむし歯が進行すると、下の層まで歯が溶かされ、穴が開いてしまい、しみたり痛みなどの自覚症状が出てきます。磨りガラス状になったところでも適切なお手入れによって進行を止めることもできます。

また、私たちの食べている食物は、口の中の細菌にとっても同様に活動のための餌になります。好みの餌だったり、餌を与えている時間が長いほど細菌は旺盛に活動して、むし歯のもとになる酸を作るので、歯が溶かされやすくなります。

患者　いままで、痛みが出るまで歯医者さんに行ったことはありませんでした。

歯科医師　磨りガラス状でも痛みが出ていない状態は、場所によって見つけるのが難しいので、歯磨きした後の歯垢の残り方や、フロスやフッ化物入りの歯磨き粉を使っているかなど定期的にチェックしながら管理していく必要があります。また、年齢や飲んでいる薬の副作用によって酸を中和する働きのある唾液の量が低下したり、歯周病などの影響で歯肉が下がり、歯と歯の間がすいてきたりすることもあるので、いままでとは違う方法も用いて管理していく必要がありますね。

【参考文献】
1）O Fejerskov, B Nyvad, E Kidd: Dental Caries; The Disease and Its Clinical Management, 3rd Edition. Oxford, Wiley Blackwell, 2015.

●POINT●

むし歯は穴が開く前から始まっていることを認識してもらい、メインテナンスの重要性を理解していただく。

09　う蝕のメインテナンスケアの重要性　29

2 歯内療法関連

01 歯内療法を始める前の治療説明

阿部 修　東京都・平和歯科医院

症例概要
患者：58歳、女性
主訴：右上奥歯が痛い、歯ぐきが腫れてきた
現病歴：20年以上前に治療を行い安定していたが、2ヵ月ほど前から咬合時に違和感が生じ、1週間ほど前からは粘膜の腫脹を自覚している

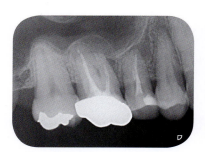

図❶　初診時のデンタルX線写真。6⏌に根尖病変が認められた

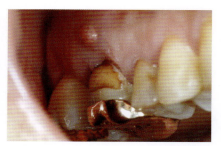

図❷　初診時の口腔内写真。6⏌頬側歯頸部にサイナストラクト（瘻孔）が発現している

●診断および治療方針

6⏌の頬側にサイナストラクト（瘻孔）が認められ、デンタルX線写真においては近心頬側根根尖部を中心とした根尖病変が認められた（**図1、2**）。口腔内診査では打診痛（＋）、歯肉圧痛（＋）、動揺度（－）、歯周ポケット（－）であることから、既根管治療歯の慢性根尖性歯周炎と診断した。

根尖病変が存在する再根管治療症例であり、一般にその成功率はおおむね60～70％程度であることが示されている。しかしながら、過去の治療などの何らかの要因によって、根管の解剖学的形態が失われている場合においては、その成功率は47％まで下がることも報告されている。

本症例は、デンタルX線写真における近心頬側根のガッタパーチャポイントの先端部が、根尖側約1/3付近で止まっていることから、その部位にステップなどの存在が考えられ、すでに解剖学的根管形態が失われている可能性があると考えられた。そのため、本症例における成功率は、通常の割合よりも低く見積もらざるを得ず、約50～70％もしくはそれ以下となる可能性があるということを説明しなければならないだろう。

処置としては、まずクラウンと支台装置の除去を行い、歯冠部の感染歯質を除去したうえで通常の再根管治療を適用する。それによって多くの症例に改善が得られるが、万が一に症状の改善が得られなかった場合には、根尖切除術や再植術という外科的歯内療法を適用して解決を図ること、また内部に明確なクラックの存在が認められたなどの場合には、トライセクション適用の可能性、さらに状況によっては"Worst case scenario"として、抜歯を含めた対応も考慮しなければならない可能性も事前に説明をすべきであろう。

歯内療法は術後疼痛が出現する場合があること、さらに頻度は少ないがフレアーアップが生じる可能性があること、それが生じた場合における処方箋の情報などの説明も必要である。

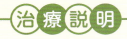
治療説明

患者 これはむし歯なのですか？

歯科医師 被せ物の内部にむし歯ができたのかもしれませんが、何らかの原因で歯の内部に細菌感染が起こり、そこで細菌が増殖して歯根の先端部に病変を作った状態です。単なるむし歯であればそこを削って、樹脂などを充填することで解決できるのですが、この場合は歯根内部の治療が必要になります。その治療のことを、歯内療法と呼びます。

患者 どのような治療なのでしょうか？

歯科医師 この歯の場合、過去に神経（歯髄）の処置がなされていますので、すでに神経はありません。かつて神経のあった空間には、治療用の人工物が充填されています。それ自体はスタンダードな治療ですから問題はないのですが、その人工物が長期間を経ていつの間にか感染してしまい、細菌が増殖している状態です。歯内療法とはそうした歯の内部の感染物や、感染して変性した神経そのものを取り除く治療です。具体的にはこの歯の被せ物などを取り外し、歯の内部の細菌感染した部分を取り除き、消毒を行います。

患者 それをすると治るのですね。

歯科医師 この治療は実際のところ簡単ではありません。報告されている成功率は最初の治療で80～90％程度ですが、この歯のような再根管治療に関しては60～70％程度とされています。さらにこの歯のX線写真からは、内部に複雑な形態が存在する可能性がありますので、その場合にはさらに成功率が下がることがわかっています。

患者 そうなんですね……。治らないかもしれないということですね……。

歯科医師 通常の方法で多くの症例は治るのですが、一部にどうしても治らないものもあります。その場合には、歯根の先端部を外科的に除去することで、治癒が期待できます。この治療を外科的歯内療法と呼び、その成功率は90％以上です。

患者 外科的にですか……、ちょっと怖いですね。

歯科医師 どうしても治らない場合に、それを助ける方法です。当然、麻酔をして行いますので術中の痛みはなく、治療後も鎮痛薬で痛みは抑えられます。

患者 なるほど、抜歯しないで済む割合が高まるということですね。

歯科医師 そのとおりです。ただし、1つだけ難しいケースがあります。それは歯が割れていたり、歯根にヒビが入っていて、その周囲の骨が失われている場合です。その場合には、いくら歯内療法をしても助けてあげられない場合があります……。

患者 そのときは、やはり抜歯となるのですね。

歯科医師 その際もケースバイケースです。この歯の場合は歯根が3本ありますので、もしもヒビがその内の1本に限局していて、その他の歯根に影響を与えていなければ、ヒビのある歯根だけを分割して除去し、残った2つの歯根を保存して歯冠を製作することも可能な場合があります。

患者 少し安心しました。ところで、治療後に痛くなったり腫れたりしますか？

歯科医師 歯内療法は非外科的な通常の治療においても、治療後に数日痛みが出ることがありますが、鎮痛薬の服用で抑えられます。また、ごく稀に急性発作が生じる場合があり、その際には強い痛みと腫れが起こります。あきらかにそのような我慢できないほどの強い症状が出た場合には、すぐにご連絡ください。その場合であっても、鎮痛薬と抗菌薬の服用によって改善しますので、慌てないでください。ちなみに痛みがまったく出ない場合も多々ありますので、あまり心配しすぎないでくださいね。

・POINT・

歯内療法がどのような治療なのかを、成功率や術後疼痛なども含めて具体的に説明する。写真や絵を利用すると理解を得られやすい。

2 歯内療法関連

02 歯髄検査

村上志郎　神奈川県・村上歯科医院

症例概要
患者：51歳、女性
主訴：左下の奥歯がしみて痛む。食事ができない
現病歴：1週間前から左側で食事をするとしみる感じがしてきた。昨日から冷たいものに対してしみるのが強くなり、食事がしにくい

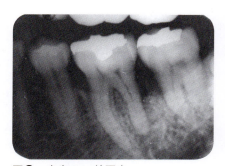
図❶　患歯のX線写真

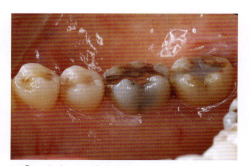
図❷　患歯の口腔内写真

●検査方法および診断

　歯髄の診断において、問診でいかに現症について聞き出せるかが重要になる。いつから歯の痛みがあるのか、持続的か、突発的かなど、歯の痛みの状態と発症時期を特定する。

　次に痛みの状態を問診する。歯肉の腫脹はあるか、自発痛や咬合痛はあるか、冷・温水痛はあるかなど、痛みの状態の判別を行う。咬合痛、打診痛が認められる場合、咬合性外傷との鑑別が必要になる。歯髄診断の検査項目として、自覚症状、自発痛、打診、X線診査、電気歯髄診、温度診、削合試験などがある。

　冷刺激試験では、冷水で疼痛部位の確認を行い、エアーにて患部の絞り込みを行う。その後、氷片を患歯に当て、痛みを感じたら手を挙げてもらい、痛みが消失したら手を下ろしてもらう。温刺激試験でも、同様に痛みの持続時間を計測する。

　温度診で冷・温刺激が数秒以上あり、打診痛、自発痛がある場合、歯髄に重篤なダメージがある場合が多い。

　痛みの原因歯が絞り込めない場合、局所麻酔薬にて患歯のみに麻酔を使用し特定することもある。

　本症例の主訴は下顎左側の冷水痛で、自発痛、咬合痛なしであった。「4から順に冷試験を行った。「7に強度の冷痛が認められたが、温刺激には反応しない状態であった。頬側歯頸部にとくに症状が確認された。知覚過敏処置を行うと、症状が多少弱まったため、その日は終了とした。

　5日後、再来院。以前よりも痛みが強くなってきた。温痛と自発痛を感じるようになったため、温度診を行うと、それぞれ痛みが5秒以上持続するようになった。咬合痛は弱いが、冷・温水痛両方の出現に加え、痛みの鎮静に8秒かかり、自発痛もあることから歯髄の炎症が重度と判断し、抜髄を行う旨を説明した。

　確認として、「7に浸潤麻酔を行うとすべての痛みが消失した。つねに患歯の最終確認を行い、処置を最終決定すべきであると考える。

治療説明

患者 先週から歯が少ししみるのですが、治まらないので、むし歯かと心配になりました。昨日から左下の一番奥の歯が、冷たいものにも温かいものにもすごくしみます。

歯科医師 痛むのは食事中だけですか？ 食事中痛くて噛めないということはありますか？

患者 普段の生活では痛みはありません。食事で冷たい飲み物、熱いお茶や味噌汁を飲むと、しみて食べられません。ですから口の中の左側に食べ物がいかないよう、右側だけで食事をしています。

〈X線診査後〉

歯科医師 X線写真からは、むし歯の疑いは少ないと思います。食事中、噛むと痛いとか、何もしなくても痛いわけではないので、知覚過敏に近い神経の炎症があるのだと思います。

患者 なぜ急に知覚過敏になってしまったのですか？ 歯ぐきから血が出るのも関係しますか？

歯科医師 知覚過敏といってもいろいろな原因が考えられます。歯の表面が磨り減ったり、歯ぐきが下がって歯の根っこが出てもしみます。そのほかにも、むし歯や、歯ぎしりなど噛み合わせが強いことも原因になります。噛む力が強かったり、一日中、上と下の歯が合わさっている状態が続くと歯も疲れてしまいますからね。

患者 ストレスや疲れ、睡眠不足のせいですかね？ 職場が変わって通勤時間が2時間かかるんですよね。最近、左肩のこりも感じるので、そのせいもありますか？

歯科医師 夜の睡眠の質は重要な要素ですね。急に痛みが出たのも関連するかもしれません。ただ気になるのが、温かいものがしみることです。温度診で両方とも4秒程度しみる感覚が残るので、神経の炎症が強いと考えられます。

患者 神経の炎症が強いというのは、悪いことですか？ 歯を抜かないとダメなのですか？

歯科医師 歯は抜かないですが、しみるのが治まらない場合、歯の神経を取らないと治まらないこともあります。神経を残すのであれば、まずは知覚過敏を抑える処置を行ってみますが、治まらない可能性もあります。もしすぐに痛みをなくしたいのであれば、神経を取ってしまったほうが安心かもしれませんね。

患者 もし、知覚過敏の処置をしてしみなくなれば、歯はそのまま使えるのですか？ 神経は残したほうがよいと聞いたことがあります。

歯科医師 そうですね。現時点でしみるのは4秒程度と、神経を残せるギリギリのラインかと思います。神経はできれば残したほうがよいと思いますよ。もし、私の家族であればまず知覚過敏の処置をしてみて、効果がなければ次の方法を考えるようにすると思います。

患者 そうですか。できるだけ自分の歯を大切にしたいので、経過をみる方法でお願いします。

歯科医師 そうですね。できるだけ歯を残せるようにしますので、知覚過敏の処置を試しながら、一緒に原因も考えていきましょう。

•POINT•

症状の主原因をしっかり見極めることが重要である。むし歯以外にも噛み合わせやクラックなど、さまざまな原因を考える必要がある。

AFTER 抜髄後の咬合面観。抜髄後、なかを確認すると、象牙質面までクラックが入っているのが確認できる。むし歯でなくても痛みの原因となる（図3）。

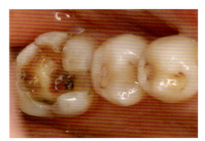

図❸　下顎左側咬合面観

2 歯内療法関連

03 強い痛みを伴う冷・温熱刺激

森谷良行 埼玉県・もりや歯科

症例概要
患者：26歳、女性
主訴：右側で噛むと痛い
現病歴：約3年前に7⌋の咬合面う蝕のため、間接覆罩後に修復処置を行う（図1）。今朝起きたら急に歯と歯が触れると強い痛みを感じ、冷水・温水ともに痛みが出てきた

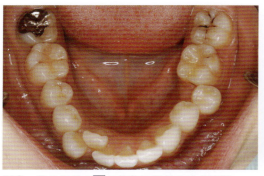 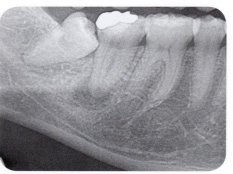

図❶　約3年前の7⌋の修復処置後の咬合面観　　図❷　再来院時のX線写真

●診断および治療方針

7⌋のPPDは、遠心頬舌側5 mm、その他が3 mm。BOPはすべてマイナス。動揺なし。咬合痛（+++）・冷水痛（++）・温痛（++）・根尖部圧痛（±）・パルプテスト5（当該歯以外は3～4）。X線写真（図2）から、7⌋の根尖部に透過像があり、複根管であるため、急性化膿性歯髄炎と急性化膿性根尖性歯周炎の併発と診断した。

歯髄炎の診断では、**表1、2**の分類を踏まえ、可逆性なのか不可逆性なのか、また覆罩か断髄か抜髄かを、治療を開始して状態を確認しながら診断する必要がある。

考えられる治療方法を患者に提示し、その利点・欠点をわかりやすく説明することが、信頼を得るためにも大切である。
・本症例の場合、複根管であるため臨床上診断が困難なので、それぞれの歯根で治療時に処置方法（抜髄および感染根管治療）を判断すること

表❶　歯髄疾患の分類

急性歯髄炎
①急性漿液性歯髄炎　急性一部性単純性歯髄炎　急性全部性単純性歯髄炎
②急性化膿性歯髄炎
③急性壊疽性歯髄炎
慢性歯髄炎
①慢性開放性歯髄炎
②慢性閉鎖性歯髄炎

表❷　根尖性歯周組織疾患の分類

急性根尖性歯周炎
①急性単純性根尖性歯周炎
②急性化膿性根尖性歯周炎
慢性根尖性歯周炎
①慢性単純性根尖性歯周炎
②慢性化膿性根尖性歯周炎
③歯根肉芽腫
④歯根嚢胞

・根管治療後の歯の寿命について
・⌊8が近心傾斜し、7⌋の遠心面に接触してPPDが増加傾向にあるため、⌊8の抜歯を含めた治療計画になること

以上を踏まえたうえで、利点・欠点を患者が理解できるまで、時間をかけて説明する姿勢こそが、信頼関係を獲得するために必要不可欠である。

治療説明

患者 なぜ痛みが出ているのですか？

歯科医師 歯に刺激を加えた際に反応したので、歯の神経が過敏になって冷たいものや温かいものに対して痛くなり、噛むと痛い状態になったようです。X線写真（図2）をみると、歯の根の先が黒くなっています。これは感染に伴う炎症が起きていると、このように映り込むことがあります。ところが、この歯は根の道が複数あるので、どの根が刺激に対して反応し、根の先に炎症を起こしているかを判断することが非常に困難です。

患者 歯の神経を取るのですか。

歯科医師 そうです。歯の神経を取れば痛みはなくなります。今回は軽く触るだけでも痛みがありますので、麻酔をしてから処置をします。この歯のすべての根を治療します。

患者 根の治療とは、どのようなものですか。

歯科医師 専用の器具を使って、根の中の神経や血管が入っている組織を取り除いてきれいにします。その後、そこにばい菌などが入って病気が再発しないように、しっかり栓をします。これが根の治療です。

患者 根の治療をすると歯はどうなりますか。

歯科医師 歯そのものに栄養が行きわたりづらくなるため、歯がもろくなってきます。奥歯なので、噛む力で歯が割れてしまう可能性が高まります。枯れ木のようなイメージです。必ず歯が割れてしまうわけではありませんが、確実に歯の寿命は短くなります。

患者 歯をできるだけ長く使うためには、どうしたらよいのですか。

歯科医師 根の治療をした後に、歯がたわむことを防ぐような素材で柱を作って、歯を全周にわたって被せ物で覆い、しっかりと接着材でくっつけるのがよいでしょう。

患者 わかりました。その治療でお願いします。

歯科医師 一番奥の歯ですので、お口を開けているのはたいへんだと思いますが、できるだけ早く治療が終わるようにしますので、一緒にがんばりましょう。

•POINT•

歯の痛みが強く、説明を聞くのでさえ苦痛のようであったため、麻酔をして、できるだけ早く痛みを緩和させてから全体の説明をしたほうが負担が少ない。そうして、しっかりと説明することで、言った・言わないのトラブルを防げる。

AFTER 結局、すべての根管に対して根管処置を行うことになったが、患者が説明をよく理解してくれたため、中断もなく治療を完了することができた（図3、4）。

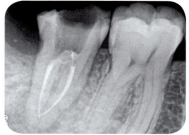

図❸　根管充塡後のX線写真。8⏌の近心傾斜により、7⏌の遠心面に接触してPPDが増加傾向にあったため、8⏌を抜歯した

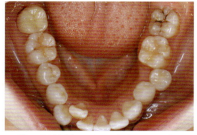

図❹　最終補綴後の咬合面観（合着直後のため、遠心頰側隅角に軽度の出血がみられる）

2 歯内療法関連

04 窩洞形成による露髄

齊藤秋人 東京都・斉藤歯科医院

症例概要
患者：29歳、女性
主訴：右上がしみる。歯の色が気になる
現病歴：昨日より冷水痛が気になるが、温熱痛、自発痛などの症状はない

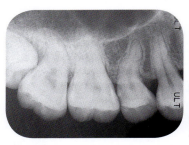

図❶　初診時のデンタルX線写真。5遠心隣接面に象牙質に及ぶう蝕が認められる

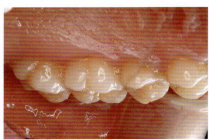

図❷　初診時の口腔内写真

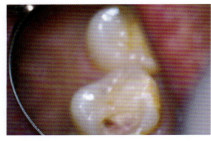

図❸　マイクロスコープ下での露髄面

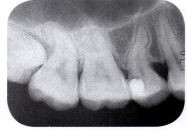

図❹　直接覆髄(MTAセメント)直後のデンタルX線写真

●窩洞形成による露髄への対応

窩洞形成時における露髄に対しては、直接覆髄法を用いる場合が多い。直接覆髄法は、感染象牙質除去後の窩洞で偶発的に露髄したものに対し、露髄が小さく、かつ細菌感染がないものに歯髄保護とデンティンブリッジ形成誘導のために試みられる方法である。

●診断および処置方針

6 5 間に冷水痛を認めるが、自発痛、打診痛などはなし（図1、2）。デンタルX線写真により、5遠心に象牙質に及ぶう蝕が認められた。唇側の審美障害も主訴の一つだったため、軟化象牙質を除去後、間接覆髄を行い、一定期間経過観察の後、改めて再形成し、キャスタブルセラミックスで修復する治療計画を立てた。

浸潤麻酔後、遠心より軟化象牙質を除去。歯髄の遠心隅角部が偶発的に露髄。

マイクロスコープ下で露髄部分は約1.5mm程度であり（図3）、出血なども認められなかったため、細菌感染はないと判断し、露髄面にMTAセメントを塗布、レジン系充塡材にて仮修復を行った（図4）。

約2ヵ月後、電気歯髄診断器にて生活反応を確認し、症状などがなかったため、経過良好と判断した。そして再形成を行い、キャスタブルセラミックス（IPS e.max）にてOnlay形態で修復した。

治療説明

〈窩洞形成後〉

歯科医師 むし歯が神経の近くまで進行していたため、神経の一部が露出しました。幸い露出した神経は小さく、周りのむし歯も取れているので、直接、神経にお薬を付けて、神経を保護する処置を行いました。

患者 神経が直接出てる状態で、痛みは出ないのですか？ 痛みが出たらどうすればよいですか？

歯科医師 まだ年齢も若く、神経が露出した部分も小さかったため、神経の回復力を考えるとその可能性は低いと考えられます。しかし、100％痛みが出ないとはいえません。処置による刺激や細菌感染などで神経が反応し、ズキズキする痛みや、噛んだときに強い痛みが出る場合もあります。我慢できない痛みのときは、処方した痛み止めを飲んで、早めに連絡してください。神経を取る処置を行わなければなりません。

神経を取ると、歯は脆くなって、将来、抜歯になる可能性が高くなります。いまの年齢を考えると、痛みが出る可能性があるとしても、神経を保存することが大切です。

患者 痛みが出なければ、神経は大丈夫なのですか？

歯科医師 基本的に痛みが出なければ、神経は防御壁を形成し、保護されたと考えます。しかし、時間とともに、神経が死んでしまうことがあります。冷たいもの、熱いものがしみることはないけれど、噛んだときの強い痛み、歯の根の部分を押すと痛いなどの症状が出ます。

その場合、強い痛みが出たときと同じように、神経を取らなければなりません。神経に症状が出る大きな原因の一つが細菌の感染です。今回、仮に詰めているセメントが欠けたりすると、そこから細菌感染する可能性が高くなります。硬いものを治療途中の歯で食べるときには、十分注意してください。また、欠けたときは早急に連絡してください。

患者 いつごろ型を採って、歯が入るのですか？

歯科医師 神経が防御壁を作るのに時間がかかります。しみる、痛いなどの症状がなく、X線写真や電気診断で神経が生きていることが確認できたら、次のステップに進むことができます。

29歳という年齢から、神経の回復力も高いと考えられるので、3ヵ月程度で神経の状態が問題なければ再度歯を削り、型を採って、その後白い歯を作り、お口の中に装着する予定です。

最終的に白い歯が入ったからといって、治療が終了したわけではありません。神経に近いむし歯をつくる前に、むし歯にしないことが最も重要です。今後、再発させないためにも、ブラッシングや食生活などの生活習慣の改善など、セルフケアに注意し、歯科医院に定期来院してプロフェッショナルケアを受けることが大切です。

・POINT・

失活歯にするデメリットを具体的に伝えることと、処置後強い症状が出る可能性を十分に説明することがトラブル回避の一つの方法である。

AFTER

ファーストチョイスは露髄させないことであり、間接露髄法などの処置を考えることが大切である。直接覆髄を選択した場合は、露髄面の感染の有無が、歯髄保護の成否を決める可能性が高い。今回のケースは、術後3年5ヵ月になるが、症状などはなく生活反応も確認でき、予後良好である（図5）。

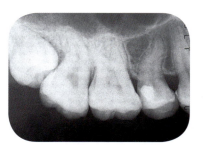

図❺ 修復後のデンタルX線写真

2 歯内療法関連

05 強い痛みを伴う急性根尖性歯周炎

足立雅行　東京都・雅デンタルクリニック

症例概要
- **患者**：63歳、男性
- **主訴**：噛むと左上に激痛が走る
- **家族歴・既往歴**：特記事項なし
- **現病歴**：数日前より違和感がある
- **診断**：急性根尖性歯周炎

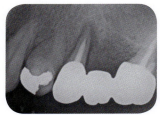

図❶ |5治療前のデンタルX線写真

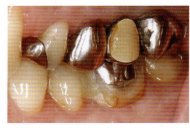

図❷ |5治療前の口腔内写真

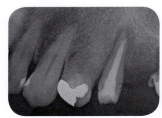

図❸ |5根管充填後のデンタルX線写真

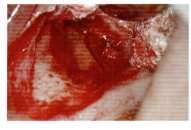

図❹ |5根尖部破折の写真

●診断および治療方針

『歯内療法学専門用語集』（医歯薬出版）によると、根尖性歯周炎とは「根尖歯周組織に生じた炎症性の病変で、多くの場合、根管経由の細菌性刺激を病因とするが、外傷や根管治療用器具による物理的刺激、根管貼薬剤や根管充填材による化学的刺激などを原因とするものも含まれる。臨床経過からは急性炎、慢性炎に、また病理組織学的には単純性炎、化膿性炎、肉芽性炎などに分類される。本疾患に対する最も基本的な治療法は感染根管治療であり、根管内病因物質の除去を行うことにより高率に治癒する。」とある。

本症例では、|5の歯周ポケットが頬側近心から遠心にかけて3、2、3mm、口蓋側近心から遠心にかけて3、2、3mmであった。X線写真（**図1**）、口腔内写真（**図2**）、および症状より、急性根尖性歯周炎と診断した。ブリッジに動揺はなく、|7の歯周ポケットも全周3mm以下であった。

術式は、ブリッジとコアを除去し、マイクロスコープ下にてラバーダム防湿、術野の消毒ののち、根管清掃法としてNi-Tiファイルなどを用いた機械的清掃法を行った。これらに加え、抗菌作用、有機質溶解作用を兼ね備えた次亜塩素酸ナトリウム液（NaClO）、スミヤー層除去のためにEDTAなどの洗浄液を用いた化学的清掃法を行った。

水酸化カルシウム製剤による貼薬後、症状の安定と根尖部腫脹の消失を確認し、側方加圧充填を行った（**図3**）。1週間後、再度根尖部が腫脹したため、外科的歯内療法（歯根端切除術）に移行したが、あきらかな根尖部破折（**図4**）が認められたため、抜歯を選択することになった。

治療説明

患者 数日前から違和感があったのですが、昨日、噛むと急激に痛くなりました。

歯科医師 X線写真から|5の歯の根の先に、黒い影があります。これは細菌が感染している状態です。被せ物を除去して、根の中に入っている古いお薬を除去し、消毒すれば落ち着くと思います。また、除去した結果、下の歯と噛み合わなくなれば、痛みがなくなるケースもあります。

患者 そうですか*!!* よかったです。その治療をすれば、歯を抜かなくても大丈夫でしょうか？

歯科医師 根の中を消毒しても治らないケースがあります。外科的に根の先を3㎜ほど削り取り、その部分にお薬を詰めれば治ります。ただし、根にヒビが入っていたり、割れている場合は抜歯になる可能性が高いです。

患者 根に問題がないことを祈ります。もし抜歯ならば、どのような治療が必要でしょうか？

歯科医師 抜歯になった場合、3つの治療方法があります。ブリッジ、部分入れ歯、インプラントです。ブリッジは現在すでに痛みがある部位に入っているのでわかると思います。部分入れ歯は、取り外しができるもので、可能であれば食事の後、掃除が必要となります。インプラントは、歯がなくなった部位に、チタン製のネジのようなものを骨に入れて土台にして、その上に歯を作ります。

選択肢に正解、不正解はなく、それぞれに利点・欠点があります。もし抜歯になった場合は、治療期間、費用などよく考えてから決めたほうがよいと思います。いずれにしても、自分の歯が残せるならば、頑張って残したほうがよいでしょう。

患者 そうですね。自分の歯は残したいです。

〈根尖部が腫脹してきた〉

患者 治療した根の先のところが腫れてきたのですが……。

歯科医師 根の治療前にもお話ししたように、根の先に問題があり、外科的に歯肉を開けて、根や根の先の状態をみる必要があります。その結果、根の先が割れていれば抜歯になります。

患者 何も問題がないことを祈ります。よろしくお願いいたします。

〈抜歯前後の治療方法の説明〉

歯科医師 残念でしたが、根が割れておりましたので、抜歯させていただきます。抜歯後の治療方法は以前に説明いたしましたが、どうしましょうか？

患者 ブリッジで支えている歯が、また割れるのが恐いですね。入れ歯は取り外しが面倒な気がします。そして、インプラントは手術が必要なのでしたよね……。でも、インプラントは歯磨きをしなくてもむし歯にならず、よいですよね。

歯科医師 確かにむし歯にはなりませんが、磨かないと天然歯と同様に、インプラント周囲炎といって歯周病のように骨がなくなってしまいます。

患者 毎日の歯磨きは続くということですね。

歯科医師 そうです。ホームケア、プロフェッショナルケアはとても重要になります。いろいろと悩まれると思いますが、納得いくまで、ご相談くださいね。

•POINT•

①治療方法は患者さんと歯科医師が一緒に考える。
②しっかりデータ（X線写真、口腔内写真、プロービングチャートなど）をとり、それらを用いてわかりやすく伝える。
③治療を何度も繰り返さないように、患者さんの意識を変えるように働きかける（口腔内写真は有効な手段になる）。

AFTER 破折により抜歯になったため、患者と相談のうえ、最終的な補綴はインプラント治療を選択した。現在、抜歯部位の骨の回復を待っている。3～6ヵ月後にCT撮影を行い、インプラント治療を開始する予定である。

2 歯内療法関連

06 長期間続く抜髄後の痛み

太田彰人　東京都・碑文谷さくら通り歯科

症例概要
患者：27歳、女性
主訴：右上の歯が噛むと痛い
現病歴：2ヵ月ほど前に、他院で 5| の抜髄処置を行ったが、痛みがとれず来院した。半年ほど前にむし歯の治療をしていたが、途中で中断してしまい、放置していたら痛くなり抜髄処置に至ったとのこと

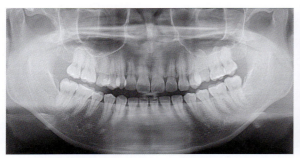

図❶　5| の治療前のパノラマX線写真

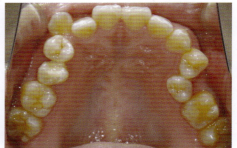

図❷　同、上顎咬合面観

●診断および治療方針

　咬合痛が認められる。症状およびパノラマX線検査、口腔内所見から、5| の抜髄後の治癒不全と診断した。根管治療では治療終了まで複数回の通院が必要となること、歯根破折のおそれがあるので、治療中は極力患歯で硬いものを噛まないことなどを説明のうえ、治療を開始した。

　抜髄は、根管内に起こった炎症を根尖周囲組織に波及させないために行う治療で、歯髄腔内の膿性炎に陥った歯髄組織を除去し、感染歯髄を含めて切断除去することを目的として行われる。その結果、外傷による炎症性変化を伴うこととなり、多くのケースで抜髄後3、4日程度は、患歯の違和感あるいは軽度の打診痛を訴えることがあるが、こうした術後の痛みは病的なものではない。

　抜髄後の不快症状には大きく分けて、歯が浮いて噛むと痛いと訴える歯根膜炎様症状と、温熱刺激に対して知覚の亢進を訴える歯髄炎様症状がある。日常の臨床でよく遭遇するのは、噛むと痛いと訴える歯根膜炎様症状であろう。そのおもな原因は、抜髄操作で誤って歯髄組織の一部を根尖孔外に押し出しているか、オーバーインスツルメントにより根尖周囲組織の一部を歯髄組織とともに除去していることが考えられる。

　一方、歯髄炎様症状は、歯髄腔に発見できない根管がある場合に、根尖部病変を引き起こしている根管内の病原性物質が、完全に除去されていないことが原因と考えられる。

　このことから、抜髄後の痛みを起こさないようにするには、X線写真や電気的根管長測定器を使用することにより、正確な根管長を把握し、器具を根管の外に押し出さないことが重要である。また、実際に症状が発現してしまった症例に対応するには、根管洗浄した後に緊密仮封して、痛みの軽減を待つことが得策となる。

　また、痛みの原因が不明な場合、非歯原性疼痛の可能性も考慮に入れて治療を行う必要がある。

治療説明

患者 先生、神経を取ってもらった歯が食事をするときに痛くて噛めません。

歯科医師 右上の5番目の歯ですね。どんな理由で神経を取ったのかわかりますか？

患者 詰め物が取れてしまい、他の歯科医院を受診したら、神経までむし歯が進んでいると説明され、神経を取りました。でも、なぜ神経を取ったのに痛むのですか？

歯科医師 神経を取ったときに神経を切ったところが傷になるので、噛むとその傷口が刺激されて痛みが出ることがあります。怪我をしたときと同じように、傷が癒えるに従って、ほとんどの場合は、1週間ほどで症状が緩和してきます。

患者 この歯の神経を取ってからもう2ヵ月経つのですが、まだ痛んでいます。おかしいですよね？

歯科医師 それだけ期間が長いとなると、神経を取ったときの傷が痛むのではなく、歯の根の周りに炎症が起きているのかもしれません。神経が痛んだときの炎症が強かったり、根の中の管が複雑な構造をしていると、炎症が歯の根の周りにまで広がってしまい、痛みが続くことがあります。

患者 そうなのですか。この痛みはどのくらい続くのでしょうか？

歯科医師 炎症の度合いにもよりますが、長いと半年から1年くらい続く方もいらっしゃいます。

患者 えー、それほど痛みが取れないことがあるのですか？

歯科医師 稀にそういう方もいらっしゃいます。

患者 そうすると、これから半年以上も、毎週通院しなくてはいけないのですか？

歯科医師 炎症が収まるには安静にする期間も必要なので、まずは2週間に1回くらい通院していただいて様子をみます。それから根の先の炎症が取れ、症状が緩和してきたら、1ヵ月に1回くらいの通院にしましょう。

患者 症状が緩和してきたら、通院間隔を延ばすのですね。

歯科医師 はい。治療の間隔が長くなりますので、根の治療をするときには噛み合わせのコントロールが必要になります。さらに口の中のばい菌が根の中に入らないようにするために、仮歯を入れて治療していきます。

患者 わかりました。そのように治療をお願いします。でも、もしそれでもよくならない場合はどうなるのですか？

歯科医師 最悪、抜歯ということもあるかもしれません。また、それ以上の期間、痛みが続くようであれば、根の周りの炎症が原因でないことも考えられます。

患者 それは歯が原因で痛んでいるのではないということですか？

歯科医師 はい。稀にそういったケースもあります。そのときは、再度相談させていただき、専門の先生に紹介します。私としては、なるべく歯を残すように最善を尽くして治療をしていきます。

•POINT•

根管治療では、たとえ抜髄のケースであっても、治療が長期間になる可能性があること、場合によっては抜歯の可能性があることを説明する。

AFTER 3回目の根管治療終了後、疼痛が緩和し、それから1ヵ月後に症状が消失した。その後、根管充填を行った（図3）。

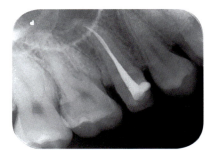

図❸ ⑤根管充填後、デンタルX線写真

2 歯内療法関連

07 根尖部の外科治療　根尖切除療法

阿部 修　東京都・平和歯科医院

症例概要
患者：58歳、女性
主訴：左上前歯の周辺が腫れていて、押すと違和感がある
現病歴：6ヵ月前に歯内療法と歯冠補綴を行ったが違和感が再発し、1ヵ月前からは周囲歯肉の腫脹と圧迫時痛が発現している。非外科的治療で治癒しないことから、外科的歯内療法による対応を依頼された

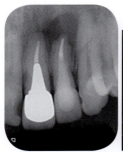
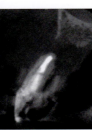
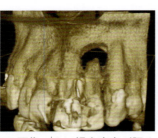
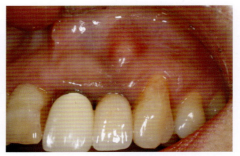

図❶　初診時デンタルX線写真およびCBCT画像。|2 に根尖病変が認められ、周囲骨は頬側から口蓋側まで皮質骨を含んで失われていた

図❷　初診時口腔内写真。|2 頬側歯槽粘膜が腫脹している

●診断および治療方針

|2 頬側粘膜の腫脹と、デンタルX線写真において小指頭大の根尖病変および根尖部の外部吸収像が認められた（図1、2）。CBCT画像より、|2 根尖部の骨吸収が著しく、頬側壁から口蓋側壁までいわゆるスルーアンドスルーの状態であった。

紹介医は信頼できる歯科医師であり、デンタルX線写真からも適切な根管治療が行われていることが予想された。口腔内診査では打診痛（＋）、歯肉圧痛（＋）、動揺度（－）、歯周ポケット（－）であった。根尖周囲の骨吸収は大きく、外部吸収も認められることから、既根管治療歯に生じた歯根嚢胞（または歯根肉芽腫）と診断、通常の非外科的歯内療法での対応は困難であると判断し、外科的歯内療法（根尖切除術）を適用することとした。

マイクロスコープを用いた現代の根尖切除術の成功率はおおむね90％以上であることが示され、世界的にその有効性はコンセンサスが得られているといえる。その基本的な術式は、浸潤麻酔下において頬側から粘膜を切開剥離し、骨吸収部位の不良肉芽組織および当該根尖を切断、除去する。その際には、根尖分岐や側枝が存在する根尖部約3mmを除去する。さらに、切断面の感染源の存在や未治療根管の有無、イスムスやフィンの有無をマイクロスコープ下で確認して適切に処置し、約3mmの逆根管充填用ホールを作成して、そこに封鎖性と生体親和性の高い材料を充填するものである。

本症例は、頬側骨壁と口蓋側骨壁が完全に失われた状態であり、頬側からアプローチする場合には口蓋側の粘膜下組織を損傷させないような愛護的な手術が求められる。さらに骨吸収部位の容量が大きいことから、骨再生には数ヵ月から年単位の期間がかかることや、治癒後のデンタルX線写真上に骨組織のない空間が一部残る可能性があるが、それは異常ではないことなども説明しておく必要があるだろう。術後の痛みや生活についてのアドバイス、処方薬についての情報提供も当然行う。

治療説明

患者　何度も治療を受けてきた歯がまた腫れてきました。この歯はもう治らないのでしょうか？

歯科医師　再根管治療の成功率は60〜70％といわれていますが、何度も再治療が繰り返されると本来の神経（歯髄）があった空間の形が失われ、より治りにくくなることがわかっています。さらに、根の先端部の外側表面に細菌が付着し、そこで増殖を繰り返して大量の細菌塊となって居座ってしまうことがあり、そのような場合には、根管治療で歯の内部を治療しても改善しません。たとえ適切な根管治療を行ったとしても、どうしても治らない場合があるのです。

患者　通常の治療で治る歯なのかどうかは、治療の前にはわからないのですか？

歯科医師　現在のX線写真などの検査機器では、それを知ることはできません。そのため、基本的にまずは通常の根管治療を行い、その状況と経過によって判断することになります。

患者　私の場合は治らないようなのですが……。もう抜歯するしかないのでしょうか？

歯科医師　紹介医の先生がしっかり治療をされても治らないので、その歯には何か特別な要因が残されていると考えられます。歯根が割れていたり、ヒビが入っていると難しいのですが、そうでない場合には抜歯を避けられる方法があります。それは、病気の原因となっている歯根の先端部を、細菌などの感染源とともに直接外科的に取り除く方法です。

患者　外科的にですか？　それは歯ぐきを切ったりするのですか？　ちょっと怖いですね……。

歯科医師　そうですね。通常の根管治療とは違いますので、そのように感じられるのは当然です。しかし、麻酔をしっかり行いますので術中の痛みはありませんし、マイクロスコープを使用して処置を行いますので傷も小さく、術後の痛みも鎮痛薬で十分抑えられる程度です。何より大切なことは、その方法でその歯を助けられるかどうかです

が、このマイクロスコープを応用した近年の根尖切除術の成功率は90％を超えています。つまり、これまでは通常の治療で治らなかった多くの歯が、この方法を適用することで助けられるようになったのです。

患者　なるほど。具体的にはどのような治療なのでしょうか？

歯科医師　しっかりと麻酔を行ったうえで、歯ぐきの一部を切開します。そして、歯根先端部の炎症によってできた組織とともに歯根先端を約3㎜程度除去し、歯の切断面から逆方向にセメントで根管充塡を行います。その後は縫合して終了です。

患者　時間はどのくらいかかるでしょうか？

歯科医師　部位やそのときの状況にもよりますが、通常1時間から1時間半程度です。

患者　手術後は腫れたりしますか？

歯科医師　傷の大きさや状況によりますが、数日から1週間程度腫れる場合があります。親知らずの抜歯と同じか、それより軽い程度と考えてください。鎮痛薬とともに、感染予防のための抗菌薬を服用していただきます。

患者　その治療が終わったら、またこの被せ物は交換しなければならないのですか？

歯科医師　最近行われた根管治療の質に問題がある場合には、被せ物を外して一度根管治療を行ってから根尖切除術を行います。しかし、今回は6ヵ月前に適切な根管処置がなされていますので、現在の被せ物を外して行う必要はありません。外科処置後は、現在の冠をそのままご使用いただけます。

患者　それは助かります！　頑張って根管治療をしてくれた先生にも感謝したいです。

> ●POINT●
>
> 外科治療に患者は大きな不安を感じるため、処置内容を成功率や術後疼痛の管理などを含めて適切に説明し、精神的不安を取り除くことが大切である。

2 歯内療法関連

08 根尖未完成歯の感染根管処置

久保周平　東京歯科大学　小児歯科学講座　非常勤講師

症例概要
患者：15歳3ヵ月
主訴：7̅の歯肉の腫脹を伴う疼痛
現病歴：他院にてセメント充填処置を受けたが、疼痛が消退しないため初診来院した。その後サードオピニオンを求めて他院を受診した。初診から1ヵ月後、歯肉の腫脹を伴う強い疼痛を訴え、再度来院した

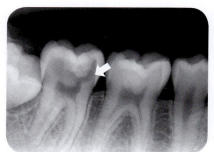

図❶　初診来院時。広範囲に透過像が認められる

図❷　再来院時。根尖周囲に透過像が認められる

●診断および治療方針

初診来院時には、咬合面から頬面溝に及ぶう蝕が認められ、食事の際の疼痛を訴えた。初診時のX線検査（図1）では、歯根は未完成で根尖周囲には透過像は認められなかった。う蝕は近心髄角に達するX線透過像として確認できた。この時点における臨床診断名は慢性潰瘍性歯髄炎とし、歯髄除去療法の必要性について説明した。

しかし、歯髄除去に対する同意が得られないため、サードオピニオンを求めて他院を受診した。その後、他院においても同様の説明を受けたとのことで、初診から約1ヵ月後に再度来院した。再来院時には、持続的な自発痛と打診に対して強い疼痛を訴え、さらに歯肉には圧痛を伴う腫脹が認められた。再来院時のX線検査（図2）では、近遠心根の根尖周囲を中心にX線透過像が認められた。この時点での臨床診断名は急性化膿性根尖性歯周炎とし、感染根管治療を行うことを説明したところ、治療方針に同意が得られた。

初診来院時には根尖周囲にはX線透過像が認められなかったが、1ヵ月後には透過像が認められた症例である。わずか1ヵ月で歯髄炎から根尖性歯周炎に進行した症例を経験することは少ない。このことを根尖未完成永久歯の解剖学的特徴から考えると、本症例の近遠心根からあきらかなように、根管は根尖方向に向かって開口し、歯髄組織は根尖孔付近で周囲の歯周組織と広く接していることが関与しているものと考える。

本症例は通法に従い、髄室開拡後、根管治療薬として水酸化カルシウム製剤「カルビタール®」（ネオ製薬工業）を貼付し、感染根管治療を開始した。一般に根尖未完成歯は根管拡大および形成は行わず、化学的洗浄で根管の無菌化を図り、また加圧根管充填による緊密な根管充填は適応できない。そこで、根管充填剤には水酸化カルシウム製剤「ビタペックス®」（ネオ製薬工業）を用いて、根尖孔は硬組織の新生添加による閉鎖（アペキシフィケーション）を図った。

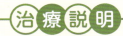

治療説明

〈初診来院時〉

保護者 先生、この歯は大人の歯ですよね。

歯科医師 もちろんそうです。しかし生えてきて間もない歯で、根はまだ完成していません。このような歯を、根尖未完成歯と呼んでいます。

保護者 では、成人の歯のむし歯と異なる点は何ですか？

歯科医師 根尖未完成歯は、その特徴の一つに「耐う蝕性が低く、う蝕になるとその進行は極めて早く、一般に急性う蝕のかたちをとる」といわれています。象牙質内で広範囲に進行していたのはこのためです。さらに「歯髄腔が大きく、かつ髄角が高い位置にある」という特徴があります。したがって広範囲に進行したう蝕が、成人の永久歯と異なり極めて短期間で歯髄腔に到達し、う蝕症第3度の状態になったものと思われます。

保護者 神経を除去する治療を行った場合は、どうなりますか？

歯科医師 神経を除去する方法は、二つあります。一つ目は歯髄切断法です。これは炎症が認められる一部の神経を除去し、根の部分の健康な神経を残す方法で、残った神経は生活しています。したがって、根尖未完成歯には望ましい治療法で、残した神経が歯根の形成を続けます。もう一つは抜髄法といい、神経を全部除去する方法です。この場合、一般に歯根は成長しません。

保護者 この歯はどの方法で行うのでしょうか？神経を除去しない治療法はありませんか？

歯科医師 とても難しい質問ですね。お子様の歯のように、慢性潰瘍性歯髄炎と臨床診断を下した場合、問診、視診、触診ならびにX線検査だけでは最終的な治療方針は決定できません。実際にう蝕を除去し、神経への到達部位および範囲、さらに実際の神経の状態を目で見たり触れたりして、生活歯髄切断法か抜髄法のどちらを選択するか最終決定します。いずれにしても、神経を除去しないで治療することは難しいですね。

〈再来院時〉

保護者 なぜ急激に痛くなり腫れたのですか？

歯科医師 細菌が根の先から周囲の組織まで波及し、根の周囲で急性炎症が発現し、膿が溜まった状態です。根の周囲の軟組織は歯槽骨や歯根など硬い組織で囲まれていますので、急激に膿汁が形成された場合、排出経路がなく激しい痛みに襲われます。このような状態が想像できますね。

保護者 先生、早く痛みをなくしてください。

歯科医師 承知しました。今日、頑張れば楽になり食事も摂れるようになります。それでは根の治療を始めますね。

保護者 この治療では根の成長は期待できないのですね。

歯科医師 残念ですがそのとおりです。根の成長には歯髄が必要です。根の先まで感染した場合には、健康な歯髄はありません。根の管が無菌状態になったら、根の管の中に神経の代わりのお薬を入れます。数ヵ月後には根の先は硬い組織で塞がれます。これが根の先の最終的な治癒です。

・POINT・

根尖未完成歯は成人の永久歯とは異なるう蝕病変の進行が特徴である。治療法も、それに適した処置法および薬剤を使用する。

AFTER 根管充填4ヵ月後。透過像は消失し、根尖は硬組織で閉鎖している（図3）。

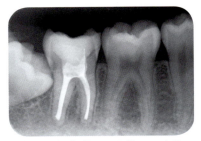

図❸ 根管充填4ヵ月後の口内法X線写真

08 根尖未完成歯の感染根管処置

2 歯内療法関連

09 小児の外傷歯への対応
とくに歯髄に影響が及んでいる場合

久保周平　東京歯科大学　小児歯科学講座　非常勤講師

症例概要
患者：8歳1ヵ月、女児
主訴：1|2の歯冠破折および1|1の軽度の動揺
現病歴：乗用車と衝突し、頭部・顔面に裂傷を認めたため総合病院に搬送され、入院加療することになった。受傷5日目に初診来院した

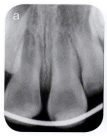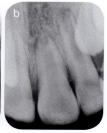

図❶　a：初診来院時、暫間固定後。b：初診から9ヵ月後

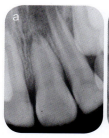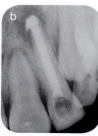

図❷　受傷1年6ヵ月後。a：|2の根尖に透過像、b：根管充塡直後

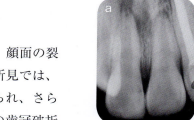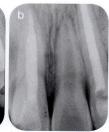

図❸　受傷1年10ヵ月後。a：1|の根尖に透過像、b：初診から2年4ヵ月後

●診断および治療方針

初診時には上唇に腫脹がみられたが、顔面の裂傷部は治癒傾向が認められた。口腔内所見では、1|2は露髄を伴わない歯冠破折が認められ、さらに1|1に軽度の動揺が認められた。1|の歯冠破折は歯冠切端近心側1/3の範囲であり、|2は萌出途中で、破折は切端からその時点における臨床的歯頸線の範囲であった。

治療方針として、1|は間接覆髄後、コンポジットレジン修復を行い、|2は臨床的歯頸線で破折していることから、ただちに歯冠修復を行うことは困難と診断し、外来刺激の遮断を目的として破折面をグラスアイオノマーセメントで被覆した。さらに、C|Cを固定源として暫間固定を行った。

図1aは、固定後のX線写真である。受傷歯はいずれも歯根未完成で根尖は広く開大していることが確認できる。2週間後に暫間固定は除去し、その後は定期的に来院を求め、5ヵ月後には|2のコンポジットレジン修復を行った。図1bは初診から9ヵ月後のX線写真である。受傷歯はいずれも継続した歯根の成長が確認でき、良好に経過していると判断した。

しかし、受傷1年6ヵ月時に図2aに示すとおり、|2の根尖部にX線透過像が認められ、打診に対して疼痛を訴えたため、感染根管治療を開始した。図2bはビタペックス®（ネオ製薬工業）を用いた根管充塡直後である。

さらに1年10ヵ月時には図3aに示すとおり、健全に歯根形成が進行していた1|の根尖部に透過像の発現と歯肉の腫脹を認めたため、|2同様、感染根管治療の後、根管充塡を行った。その後は図3bに示すとおり、2年4ヵ月経過時まで順調に経過した。

治療説明

〈初診来院時〉

保護者 5日前に交通事故に遭い、生えてきたばかりの大人の歯が折れて、少し動いています。

歯科医師 折れた範囲は歯の神経までは達していません。X線検査では、前歯はどの歯も根が作られている途中です。ですから、根の完成を目標とした治療を行いましょう。

保護者 元の歯のようになりますか？

歯科医師 成長期のお子様ですから、1⏌はコンポジットレジンという材料（以下、CRと略す）を用いて元の形に近くなるように治します。しかし、⏌2は歯肉の位置で折れていますので、もう少し生えてきたらCRで治します。それまでの間は折れた面をセメントで保護しておきます。

保護者 歯の動きは止まりますか？

歯科医師 固定すると歯の動きは止まります。

〈固定除去時〉

保護者 痛みはないようです。今後はいつ来院すればよいですか？

歯科医師 継続した根の形成を確認するため、定期的に診察していくことが重要です。今後は、2ヵ月間くらいは2～3週ごとに、それから1年間くらいは、1～2ヵ月ごとに来院してください。

〈受傷9ヵ月経過時〉

保護者 先生、痛がることもなく、順調に経過しているように思います。

歯科医師 X線写真でも根が順調に作られているのがわかりますね。経過はよいですよ。

〈受傷1年6ヵ月経過時〉

保護者 最近、⏌2に痛みがあるようです。

歯科医師 X線検査でも根の先が黒くなっていますね。根は順調に発育していたので安心していたのですが、この時期になって根の先が細菌に感染しているようですね。

保護者 根の先に細菌ですか。むし歯になっていないのになぜ細菌感染したのですか？

歯科医師 おそらく、受傷時の歯の破折面から侵入した細菌だと思います。お子様のように受傷から1年6ヵ月も経過していても、細菌感染が原因で根の先に病的変化が生じることは、時々経験することです。

保護者 この歯はどうなりますか。

歯科医師 根は成長していたことから、根の長さは十分にあります。感染根管治療といって神経の管の治療をします。

〈受傷1年10ヵ月経過時〉

保護者 今度は1⏌を痛がり、歯肉も腫れています。

歯科医師 X線写真検査でも⏌2と同じように根の先が黒くみえます。この歯も順調に根の成長がみられていたのですが、⏌2の歯と同じ変化が起こっていますね。やはり神経の管の治療を行います。

　外傷歯は予想ができない変化が起こることがあります。お子様のように受傷後1年以上経過するところまでは、根の発育も確認できている場合でも、疼痛を訴える前の診断は困難なことがあります。今後も定期的に経過を診ていきましょう。

・POINT・

外傷歯の場合、受傷後さまざまな臨床的不快事項が発現する可能性がある。したがって、一次治癒後も継続した診察が極めて重要である。

AFTER その後は、4年経過時（図4a）および5年経過時（図4b）のように、順調に経過している。

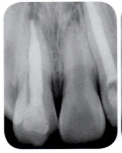 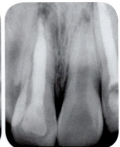

図❹a　4年経過時　　図❹b　5年経過時

2 歯内療法関連

10 歯内療法と抜歯の鑑別

景山靖子　スウェーデン・ストックホルム・Folktandvården

症例概要
- **患者**：65歳、女性
- **主訴**：右下奥歯に鈍い痛みがある
- **口腔内所見**：7｜は打診痛あり。近心頬側に8mmのポケットおよびサイナストラクト（瘻孔）が認められる。電気診および寒冷診に通常に反応（図1）
- **X線写真所見**：歯根膜腔の拡大と根尖透過像が認められる（図2）

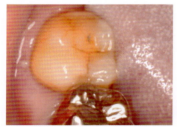

図❶　初診時の7｜。瘻孔が確認できる

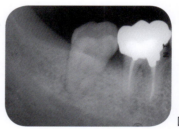

図❷　初診時のX線写真

●診断および治療方針

限局性の深いポケットとサイナストラクト（瘻孔）の位置から歯根破折が疑われたが、破折線を目視できず、X線所見も典型的な破折像ではなかった。また、生活歯であり、う蝕や修復物・補綴物がなかったため、患者に破折の可能性を伝えたうえで歯内療法を開始した。歯内療法時に破折線を確認。患者に説明のうえで、抜歯となった。

臨床現場では、歯内療法よりも抜歯が勧められる症例も少なからずある。たとえば、う蝕が進行し、歯質の喪失が大きいために修復・補綴治療ができないと予想される歯や歯根吸収、そして本症例のような垂直性歯根破折などが挙げられる。大きなう蝕があるような場合はX線写真でも確認できるし、患者も歯に大きな穴が開いていることを自覚している場合が多いため抜歯を納得してもらえることが多いが、口腔衛生の意識が高く、ケアしてきたのに破折が起こってしまい抜歯を勧めなければいけなくなったケースだと、患者がなかなか抜歯に納得してくれないこともある。

歯根破折は破折線を確認することが確定診断となるが、すべてのケースで容易に確認できるわけでなく、本症例のように診断が困難なことも多い。歯内療法を始めてから破折が見つかるケースや、外科的歯内療法を行い破折が見つかるケースもあり、患者は数回治療に通ったのになぜ抜歯になるのかと不満を抱く場合もある。なかには、歯内療法を行ったせいで破折し、抜歯になったのではないかと疑う患者もいる。このようなことを防ぐためには、歯内療法を開始する前に、とくに少しでも歯根破折が疑われる症例には、破折を見つけたら抜歯になる可能性を伝えることが大切だと考える。さらに、顕微鏡や染色液を用いて破折線を記録し、患者に破折線を確認してもらうことで、トラブルを減らすことができると考える。

もちろん最終的に抜歯を決めるのは患者だが、抜歯適応の歯は治療をしても症状が改善しないどころか、歯槽骨を吸収して病変が拡大し、隣在歯や今後の補綴治療にも悪影響が出る可能性も伝える必要がある。

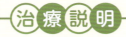

〈治療前〉

患者 1週間ほど前から、噛んだときに右下奥歯に鈍い痛みがあります。ほっぺた側の歯肉が膨れていることにも気づきました。なぜ、このようなことが起きたのでしょうか。どのような治療が必要ですか？

歯科医師 歯の中にある神経に感染が起こり、このような症状が出たと考えられます。むし歯や被せ物がある場合、神経の感染が起こる可能性があるのですが、○○さんにはむし歯も被せ物もありません。しかし、歯が破折し割れていれば、そこから感染する可能性があります。○○さんの場合、破折の線は見えないので100％割れているとは言い切れませんが、歯が割れてしまっている可能性があります。むし歯や被せ物が原因で神経が感染している場合は、通常、根の治療を行いますが、歯が割れている場合は少し違います。

患者 割れていたらどうなってしまうのですか？

歯科医師 残念ながら、抜歯をお勧めします。

患者 むし歯もない歯なのに、いきなり抜くと言われたら不安です。いきなりは抜きたくないし、100％割れていると言い切れないのであれば、何かできないのでしょうか。でも、どうして割れているのが見つかったら、歯を抜かなければいけないのですか？

歯科医師 歯には毎日すごい力がかかっているので、ケアをきちんとしていても割れてしまうことがあります。歯が割れていると、いくら根っこの中をきれいにしても、亀裂から細菌が入ってきてしまいます。なので、治療をしても治すことができません。一時的に症状がよくなっても、予後はとても悪いです。○○さんがよろしければ、歯の神経を抜く治療を開始してみて、もし歯が割れているのが見つかったら、残念ながら、神経の治療は中断して抜歯になります。

患者 わかりました。ぜひ神経の治療を始めてください。割れていなければよいですが、割れていたら仕方がないですね。

〈破折線を見つけた後〉

歯科医師 残念ながら亀裂がはっきりと見えました。また、根っこの中にもむし歯がたくさんありました（破折線を写真に撮って見せる）。

患者 亀裂がはっきり確認できますね。痛みはよくなったので、このまま抜かずに置いておくことはできないのでしょうか。

歯科医師 一時的に症状がよくなっても、必ず再発します。細菌は亀裂からつねに入ってきていますので、根っこの先の病気もよくなるどころか悪化する可能性があります。<u>将来問題が起こりそうな、根に亀裂が入っている歯を残しておくと、この歯だけでなく、歯の周りの骨を溶かしてしまうので、隣の歯に影響を及ぼしたり、将来のインプラント治療にも影響が出てしまうかもしれません。</u>

患者 そうなんですね……。だったらそうなる前に抜いてください。

• POINT •

歯根破折を起こしているような予後の悪い歯を残すことは、周囲の歯や歯周組織のリスクになることを患者に説明する必要がある。

AFTER 破折線は顕微鏡下で、メチレンブルー染色によって確認した（図3）。その後抜歯し、患者はインプラント治療を行った。

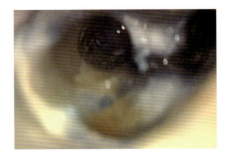

図❸ 破折線確認時

3 歯周治療関連

01 歯周治療を始める前の治療説明

景山正登　東京都・景山歯科医院

症例概要

患者：18歳、男性
主訴：上の前歯がしみる
口腔内所見：歯周組織検査でBOPは59.9％、プロービング値は4mm以下であった。プラークは全顎的に付着し、プラークコントロールレコードは93.8％、歯頸部および歯間乳頭部に発赤・腫脹が認められ、とくに前歯唇側で著しかった（図1）。下顎前歯舌側面に歯石の沈着がみられた。上顎前歯に知覚過敏が認められた。
X線写真所見：歯槽骨の吸収は認められなかった（図2）。

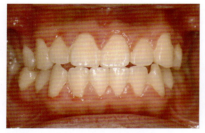

図❶　初診時の口腔内正面観

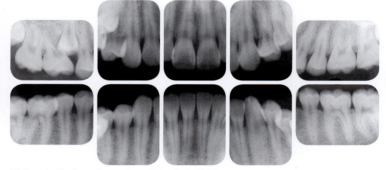

図❷　初診時のデンタルX線写真10枚法

●歯周病の診断と治療方針

当院では、日本歯周病学会による歯周病分類システムに従い、各種検査および歯周病の診断を行っている[1]。歯周病は歯肉炎と歯周炎に分けられる。本症例の場合、歯肉辺縁にプラークが付着し、歯肉に発赤・腫脹が認められるが、支持組織の喪失がみられないことから、プラーク性歯肉炎と診断した。

プラーク性歯肉炎は、歯周組織の破壊がないので、プラークを除去することにより治癒が可能である。しかし、患者に自覚症状がほとんどなく、治療を受ける機会が少ないのが現状だと思われる。また、検診や歯周病以外の主訴で受診したときに指摘されることが多く、あまり病識がない。そのため、治療を受けたとしても、それを維持するためのメインテナンスが継続しないことが多いようである。したがって、歯肉炎のすべてが歯周炎に移行するとは限らないが、プラーク性歯肉炎を放置したり、治療やメインテナンスを中断すると、歯周炎になる可能性がある。患者のQOLを考えると、歯周炎に進行させずに歯肉炎の段階で食い止められるかがとても重要である。歯周炎の治療後では歯肉退縮などの副作用により、健康な歯周組織に改善したとしても、正常な歯周組織に戻る可能性は高くない。しかし歯肉炎の場合は、治療後に正常な歯周組織に回復可能なのである。

歯周治療には、プラークコントロールが不可欠である。プラークコントロールには患者自身が行うセルフケアと、専門家が行うプロフェッショナルケアがある。どちらのケアも必要であるが、毎日行うセルフケアが定着することで、スケーリング・ルートプレーニングなどの器具操作が奏効する。そのため、歯周基本治療で行うブラッシング指導が重要である。

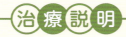

治療説明

〈治療開始前のコンサルテーション〉

患者 高校に入学したころから、歯磨きをすると出血していました。歯周病とはどのような病気ですか。どのように治療を行うのですか。

歯科医師 歯周病原菌を雨にたとえるならば、歯があるかぎり雨が降り続きます。自然にやむことはありません。そして、自分が歯だとすると、立っている地面がぬかるむことが歯周病なのです。ぬかるむと歯磨きをしたときに出血します。

歯周治療とはぬかるんだ地面をならすことです。雨が降り続くなかで地面をならしても、一時的にしかよくなりません。歯周病を治したいと思うのなら、まずは傘を差す必要があります。それが歯磨きです。傘を差すと、自分の立っている周りの地面が乾き、地ならしがしやすくなります。また、ならした地面を維持するには、傘を差し続ける必要があります。したがって、歯磨きは治療後も継続しなければ、歯周治療の意味がありません。

患者 歯磨きは毎日しているのですが……。

歯科医師 歯周病原菌を含むばい菌をしっかり取り除くため、治療として歯磨きを行う必要があります。今回のばい菌スコアは93.8％でした。歯周治療後、このスコアが10～20％台ならば歯周病が再発しなかったという研究[2]があるので、20％以下になるような歯磨きを習得しましょう。

歯科医院で歯磨き練習を行い、自宅で1日1回、できれば就寝前にしっかりと歯磨きをしてください。歯科医院ではスコアが下がったかどうかを確認し、下がった後に歯についた歯石を取ります。ばい菌スコアが下がらなければ歯周病は治りません。

患者 歯磨きがちゃんとできていないと、治療がうまくいかないのですね。歯磨きが大切なのはわかったのですが、治ったかどうかはどのように判断するのですか。

歯科医師 治療がうまくいったかどうかは、ばい菌スコアが目標に達し、歯肉の腫れが引き、歯肉からの出血や、歯と歯肉の境目の深さが減少することで評価します。そして、治療結果を維持するためには、治療後も定期的に来院し、同じ評価を受け、必要に応じて歯磨きの練習や歯石除去などを行います。歯周病は、私たち歯科医療従事者と患者さんが一緒になって、歯周病の原因を取り除かないとよくならない病気です。そのため、歯周病を治そうと思うご本人の気持ちや取り組むための時間的なゆとりが大切になります。

患者 せっかくなので、今回、歯周病を治したいと思います。歯磨きにも取り組んでみます。

【参考文献】
1) 特定非営利活動法人日本歯周病学会（編）：歯周治療の指針2015. 医歯薬出版，東京，2016.
2) 木下四郎，渡辺 久，久米良豊常，北村 滋，小林 誠，長田 豊，和泉雄一，小鷲悠典，野口俊英，石川 烈：メンテナンスに於ける好ましいプラークコントロールの程度について．日歯周誌，23：509-517，1981.

•POINT•

患者の状況を把握したうえで、歯周治療やメインテナンスの必要性を丁寧に説明する必要がある。

AFTER

1ヵ月後のブラッシング指導終了時のプラークコントロールコードは、20％以下ではないが減少した。また、BOPは23.5％と、初診時の半分以下になった。歯肉の炎症も消退してきた（図3）。次回からスケーリング・ルートプレーニングを行う予定である。

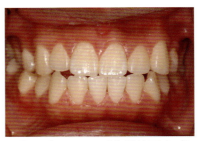

図❸ ブラッシング指導終了時（初診から1ヵ月後）の正面観

3 歯周治療関連

02 歯周病のリスクファクター 喫煙

佐野哲也 　東京都・はあとふる歯科医院

症例概要
患者：55歳、男性
主訴：左上の歯に穴が空いた
現病歴：2年前まで他の歯科医院にて治療を受けていた。その際、スケーリングを行った。過去にもスケーリングをしてもらったことはあるが、歯周組織検査をしてもらったのは初めてとのこと

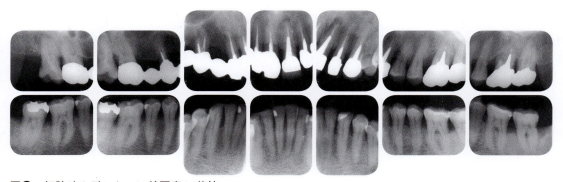

図❶　初診時のデンタルX線写真14枚法

●診断および治療方針

歯周病に影響を与えるリスクファクターは、感受性や年齢、性別などの先天的因子と、喫煙や糖尿病などによる後天的因子に大別される。先天的因子を修正することは困難であるが、後天的因子は改変可能であることも多い。喫煙は、歯周病進行のリスクを増加させるだけでなく、歯周治療の効果を減じることがわかっている。

本症例は主訴解決後、X線写真撮影を行ったところ、全顎的に中等度から重度の慢性歯周炎が認められた（図1）。7┘は生活歯で、3度の根分岐部病変（Linde&Nymanの分類）が存在していた（図2）。

当該歯の治療方針として、

1. 抜歯
2. 根管治療後、歯根分割
3. 歯周外科治療（歯周組織再生療法）

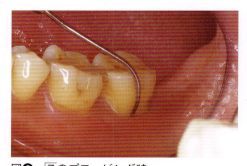

図❷　7┘のプロービング時

などが挙げられる。

下顎大臼歯の3度の根分岐部病変を完全に治すことは困難である。この患者は喫煙者であり、歯周組織再生療法は非喫煙者と同等の治療効果が得られないため、適用し難い。これらの点を踏まえ、患者に治療方針や治療後のSPT、そして禁煙に関して説明していく。

治療説明

患者 このような検査、初めてやりましたよ。私は歯周病なんですか？

歯科医師 先ほどの検査とX線写真の結果から歯ぐきに炎症がありますし、骨もだいぶ溶けているので歯周病という診断になりますね。

患者 結構、進行しているのですか？ 抜かないといけない歯はあるのですか？

歯科医師 すぐに抜かなければいけない歯はないと思いますが、左下の一番奥の歯はいまのうちにきちんと治しておかないと、将来、悪くなる可能性が高いと思いますよ。

患者 左下の奥歯は、そんなに悪いのですか？

歯科医師 いますぐダメになるわけではないですが、左下の一番奥の歯は歯根といわれる歯の根っこにあたる部分が2つあるのですが、その根っこの股にあたる部分、「根分岐部」というところまで骨が溶けてしまっているのですよ。

患者 それって治らないのですか？

歯科医師 ここまで歯周病が進んでいると、手術をしても、その部分に骨ができる可能性が低いですね。しかも、○○さんはタバコを吸われますよね？

患者 ええ。タバコを吸っているとダメなんですか？

歯科医師 タバコを吸っていると、根分岐部に骨を再生させる歯周組織再生療法という手術をしても、組織再生の効果があまり得られなくなってしまうのです。

患者 え〜、そうなんですか？ でもタバコはちょっとやめられないな……。

歯科医師 この歯が抜けてしまう可能性が高くなっても、やめられませんか？

患者 う〜ん。タバコは無理だな……。

歯科医師 その代わりに定期健診にきちんと通うことはできますか？

患者 定期健診に来たら、大丈夫なのですか？

歯科医師 根分岐部まで歯周病が進んでいると、その歯は将来、抜ける可能性が高くなります。タバコを吸っていたらなおさらです。でも、定期健診に通っていると、定期健診に通わないよりは歯が抜ける可能性は低くなる、という研究があるにはあります[1]。

患者 それは本当ですか？ 歯が長持ちするなら、ちゃんと定期健診に通いますよ！ 先生、それでお願いします！

歯科医師 わかりました。では短めの間隔で定期健診をしていくことにしましょう。でも、タバコをやめられないと歯周病は進行しやすいので、本当はタバコをやめないとダメなんですよ。

患者 いや〜。手厳しいな〜。

【参考文献】
1) Salvi G E et al.: Risk factors associated with the longevity of multi-rooted teeth. Long-term outcomes after active and supportive periodontal therapy. J Clin Periodontol, 41: 701-704, 2014.

•POINT•

喫煙や糖尿病、2度以上の根分岐部病変の存在、定期的来院の欠如などは、歯周炎進行における重要なリスクファクターである。さらなる歯周炎進行を防ぐために、できるかぎりリスクファクターを取り除くことは重要である。

AFTER 初診と比較して、7｜周囲の歯槽骨があきらかに吸収している（図3）。

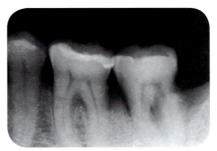

図❸ 初診から4年半経過時のX線写真

3 歯周治療関連

03 歯周病の検査では何を行うのですか？

神澤 晃　東京都・かんざわ歯科クリニック

症例概要
患者：60歳、女性
主訴：右下の歯ぐきが痛い
現病歴：5年ぐらい前までは定期的に歯科健診を受けていた。1年前から右下奥歯の違和感と腫れが時々出ていたが、自然に治った。今回は1週間前から痛み出してなかなか治らない

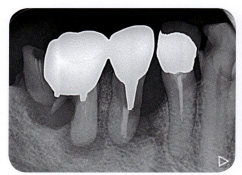

図❶　5̲近心骨吸収、3̲遠心う蝕が存在

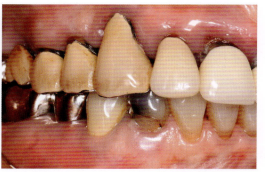

図❷　3̲遠心にう蝕による黒変が認められる

●診断および治療方針

3̲遠心にはう蝕が認められる。歯髄診断で生活反応があるが、打診痛、咬合痛、冷水痛はなかった。5̲は2度の動揺が認められ、近心の歯周ポケットは6mmで排膿があり、打診痛、咬合痛も強かった。今回の痛みの原因は5̲部の歯周炎と判断し、患者に歯周病の検査と治療を勧めた。

歯周病の治療は、主訴を解決した後に全顎的な歯周病検査を行ったうえで診断し、治療計画を立案する。検査として、歯周ポケット深さの測定（PPD）、歯肉の炎症（BOP）、アタッチメントレベル測定（AL）、口腔清掃状態（PCR）、歯の動揺度測定、X線写真、咬合の状態、根分岐部病変、プラークリテンションファクター、口腔内写真、スタディーモデルなどがある。また、その他にも、細菌検査、血清の抗体価検査、歯肉溝滲出液検査、唾液検査、血液検査なども必要に応じて行う。

これらのさまざまな検査を行うためには、患者の理解と協力が必要なのだが、何のために検査を行うのかを上手に説明しないと、「検査は結構ですので、早く治療してください」と言われてしまうだろう。

どのような病気でも、治療を行うためにはその根拠となる診断が必須である。必要な検査を行い、病態を数値化し、データとして残すことは正確な診断の助けになる。また、治療中、治療後の検査データと比較することにより、病状の改善や健康状態の推移を確認できるため、患者のメリットは多い。歯科医師、歯科衛生士は、そうしたことをわかりやすい言葉で丁寧に患者に伝えなければならない。

治療説明

患者 痛みの原因は何ですか？

歯科医師 右下にむし歯で穴が開いた歯がありますが、痛みの原因はそのむし歯ではなく、1本奥の歯の周りの歯ぐきの炎症で、病名は歯周病です。

患者 歯周病はどのように治療するのですか？

歯科医師 今日は歯の周りの清掃をして、炎症を抑える薬を歯ぐきに塗っておきます。痛みがとれたら、お口の中全体の歯周病の状態を調べる検査をしてみましょう。

患者 痛い歯は右下だけなのですが、なぜ全体の検査が必要なのですか？

歯科医師 歯周病を引き起こす菌は、唾液によってお口の中を動き回ります。今回、〇〇さんは右下の歯ぐきが痛くなりましたが、同じような状態の歯ぐきが他にもあるかもしれません。お口全体の歯ぐきの状態を調べることをお勧めします。

患者 わかりました。検査をお願いしたいのですが、どのようなことをするのですか？ 私、歯医者さんは苦手なのです。

歯科医師 まず最初に、お口の中の写真を撮らせてください。その写真を一緒に見て、歯ぐきの状態をご説明します。次に、X線写真を撮らせてください。それによって歯の根の形や、歯を支えている骨の状態がわかります。歯周病は歯を支えている骨が溶かされていく病気なので、骨の状態を知ることはとても大切なのです。そのあと、歯と歯ぐきの間にある「歯周ポケット」という溝の深さを測る検査と、このときの出血の有無で、炎症があるかないかを調べます。この検査は、細い棒を歯に沿わせて歯周ポケットの中に入れて深さを測るため少しチクチクしますが、優しく行いますので安心してお口を開いていてくださいね。それから、歯の揺れを測る検査をします。最後に歯の噛み合わせを確認するための型をとらせてください。はじめの検査はここまでです。

そして次にいらっしゃったときに、歯磨きのチェックをさせてください。いつもと同じように歯磨きをしてきていただき、赤い染色液で磨き残しがあるかどうかを調べます。きれいに磨いているつもりでも、歯ブラシの届きにくいところや、磨き方の癖により歯周病を引き起こす菌が残ってしまうことがあります。日々の歯磨きは歯周病の治療において、とても大切になりますので、ぜひ一度チェックをさせてください。

患者 ずいぶんたくさんの検査があるのですね。

歯科医師 いまお話ししたのは、最低限必要な検査です。治療を始める前に、しっかりした検査をしておかないと、正しい診断ができず、治療計画が曖昧になってしまいます。また、治り具合の判断もできなくなります。

患者 仕事が忙しくて、頻繁に通院できないかもしれないのですが、大丈夫ですか？

歯科医師 検査結果次第ですが、右下のレントゲンから、お口全体の歯周病の進行が疑われます。治療するかどうかは、検査結果を聞いてからのご判断で大丈夫ですから、ぜひ歯周病検査を受けてみてください。

【参考文献】
1）特定非営利活動法人日本歯周病学会（編）：歯周治療の指針2015. 医歯薬出版，東京，2016.

•POINT•

歯周病は自覚症状が少ないため、自分は大丈夫と思っている方が多い。検査の説明をして、数値化して理解してもらえば、治療がスムーズに進む。

AFTER

3| のう窩を仮封し、その後歯周病検査を行った。その結果、平均PPD3.5㎜、BOP46.4%、PCR37.5%、6ヵ所に2度の動揺がみられ、X線写真から6ヵ所に歯根1/2ほどの歯槽骨吸収が認められたため、広汎型中等度から一部重度慢性歯周炎と診断し、歯周治療を開始した。

3 歯周治療関連

04 | 重度歯周炎患者への説明

山田 潔　東京都・山田歯科成瀬クリニック

症例概要

患者：59歳、男性
主訴：右上の歯ぐきが腫れて痛い
家族歴：不明
現病歴：数年前より某歯科医院にて歯周治療を受けていたが改善せず、歯列不正が悪化していくのが気になっていた。3ヵ月前より右側臼歯部が腫脹し、経過観察を行っていたが、最近拍動痛を認めるようになり、食事困難となったため、当院を知人に紹介され来院
診断：広汎型重度慢性歯周炎（図1、2）
喫煙歴：10本／日
ブラキシズム：有

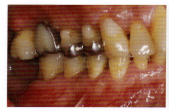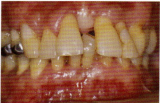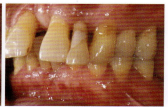

図❶　初診時の口腔内写真

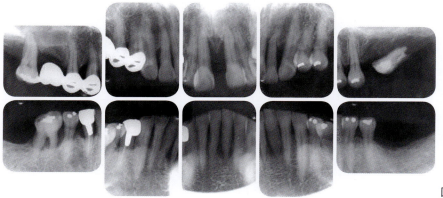

図❷　初診時のX線写真

●診断および治療方針

　重度歯周炎の症例では、炎症の進行によって臼歯部が咬合崩壊し、さらに歯列不正が生じると、上顎前歯部の審美を損なうことがある。その処置は炎症を除去し、咬合の改善をしなければならない。その際、通常は外科処置を必要とする場合が多い。しかし、外科処置を行うと歯肉退縮などの審美的な問題が生じる。

　重度歯周炎の場合において、炎症の除去を行ううえでの大きな問題は、根分岐部病変と動揺歯である。まずは保存するのか抜歯をするのか？　予後の判断が非常に困難であり、患者への説明に頭を痛めるところである。また、臨床経験や治療スキルが求められる。

　また、重度歯周炎患者は、糖尿病などの全身疾患を有していることもあり、全身管理について医科との医療連携も必要とされる。

　以上を踏まえて治療計画が立案される。

治療説明

〈診査後のコンサルテーション〉

患者 口の中の状態はどんな状況ですか？

歯科医師 口腔内の状況は、残存歯のほとんどが6mm以上のポケットがある重度の歯周病です。

口腔内因子として一番の原因は歯垢です。それに付随して歯石、むし歯、適合の悪い被せ物や詰め物、歯並びなどが挙げられます。さらに習慣性になっていると思われる、歯ぎしりが考えられます。その他に全身的な因子はないようですが、喫煙が問題です。

患者 タバコも影響するのですね？

歯科医師 はい、喫煙は歯周病に大きく影響します。喫煙者は非喫煙者と比べて出血などの症状も出にくいですし、歯周病の罹患リスクは2〜8倍ともいわれています。治療を行っても非喫煙者に比べ治癒が悪く、喫煙者は歯周外科治療の適応症から外れてしまいます。ご自分の歯を少しでも多く残したい気持ちがあれば、禁煙をお願いします。

患者 そうですね。前から禁煙しようとして本数も減らしていたところなので、これをきっかけにやめたいと思います。

歯科医師 お願いします。口腔内にはもちろん、体にとってもよいことですし、タバコ代を今回の治療に当てていただければと思います。

患者 では、どのような治療になりますか？

歯科医師 まずは歯周病を治していきましょう。歯周病の治療のなかでもはじめに行うのが歯周基本治療です。歯周基本治療とは、建築で家を建てるときの基礎工事です。家の柱となる歯がぐらついたり、出血があるので、それを健康な状態に戻すことが大切です。そして歯肉の炎症つまり出血が減少してきたら、むし歯治療、不適合な被せ物や詰め物の改善、噛み合わせの調整、ぐらついている歯の固定、抜歯などの治療を行います。その治療が一段落したら、歯周病の再評価を行います。○○さんには、ホームケアとしてプラークコントロールにご協力をお願いします。

歯周基本治療後の再評価で、4mm以上のポケットが残存して、さらに出血などの炎症がある場合は歯周外科治療が適応されます。何ヵ所か、歯周組織再生療法の適応となる部位がありますので、その時点でまた説明したいと思います。それには、禁煙とプラークコントロールレコードを10％代にすることが重要です。

患者 メインテナンスにはどのぐらいの間隔で来ればよいでしょうか？

歯科医師 基本的に3〜4ヵ月でのリコールが理想的です。理由として、残存したポケットの歯周病細菌のリバウンドがその期間で起こるからです。また、口腔内は体調の変化によってもさまざまな症状を発現します。○○さんは、歯ぎしりもありますし、重度の歯周病ということもあります。よって、これ以上の間隔を空けるのはリスクを伴います。<u>歯周病は全身疾患とも関係があります。口腔内が健康になることは、全身の健康に繋がります。</u>

・POINT・

重度歯周炎は治療期間も長くなるため、主訴を早期に解決できるような治療計画の提案が大切。

AFTER

重度歯周炎に罹患した上顎前歯部の審美改善を、非外科処置による炎症のコントロールとMTMおよび咬合の再構成によって達成できた（図3）。

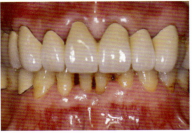

図❸ 口腔機能回復治療後の口腔内写真

3 歯周治療関連

05 若年者の歯周病

山田 潔　東京都・山田歯科成瀬クリニック

症例概要
- 患者：18歳、女性
- 主訴：全体的に冷たいものがしみる
- 家族歴：姉（20歳）が侵襲性歯周炎
- 現病歴：以前から歯ぐきが腫れやすく、腫れたときだけ歯科医院に通院していた。右上の詰め物が脱離したのがきっかけで、姉の紹介により来院
- 喫煙歴：1日20本
- 診断：広汎型侵襲性歯周炎

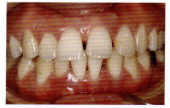

図❶　初診時口腔内写真

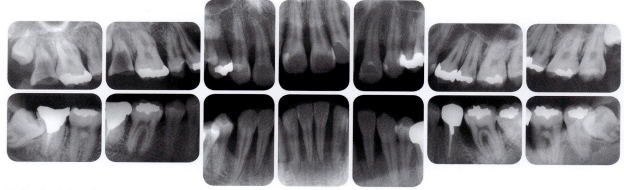

図❷　初診時歯周精密検査

図❸　初診時X線写真

●診断および治療方針

若年者の歯周病はDown症候群、Papillon-Lefèvre症候群、Chédiak-Higashi症候群などの先天的に遺伝子リスクファクターによる全身的要因が原因で生じるものと、局所的要因で生じる侵襲性歯周炎（以前は若年性歯周炎）がある。いずれにせよ治療の反応が悪く、免疫応答の異常が考えられ、対応に苦慮することが多い。そのなかで、今回は10～30歳代で発症し、罹患率が0.05～0.1％である侵襲性歯周炎患者について検討したい。

治療計画は、歯周病の主因子であるプラークの管理と動機付けからである。その後、歯周基本治療を行い、患者自身の治癒反応を確認する。その状況により歯周病原細菌検査を行い、再度治療計画の見直しを行う。歯周病原細菌の状況により機械的搔爬と抗菌療法を併用する（図1～3）。

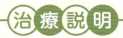

治療説明

〈診査・診断後のコンサルテーション〉

患者 前医から歯周炎と言われましたが、どのような状況でしょうか？

歯科医師 歯周炎は、2つのタイプがあります。35歳以降で発症し進行の緩やかな慢性歯周炎と、10〜30歳代に発症し進行の早い侵襲性歯周炎です。○○さんの場合、後者のタイプの歯周炎です。そのタイプの歯周病は、歯周病の原因のプラーク量が少なく、さらに特殊な細菌が存在し家族性があります。○○さんも当てはまりますよね。

患者 高校生ぐらいのころから、よく歯ぐきが風船みたいに腫れたりしたことがありました。なぜこんなに歯ぐきが腫れるのかわかりませんでした。そのとき、歯科医院を受診しましたが、歯磨きをしっかりするように指導されただけでした。

歯科医師 侵襲性歯周炎は専門医でないと診断が難しいのです。また、歯周病の進行が早いので、歯ぐきが腫れを繰り返えすことによりどんどん骨が溶けてしまいます。○○さんのX線写真を診ても、歯を支えている骨がかなり溶けてしまっていますね。よって歯ぐきも痩せて、歯が長く見えますよね。

患者 それは口の中に特殊な細菌がいるからですか？ それはいつ、どうやって調べるのですか？

歯科医師 そうですね。A.a菌といった細菌の比率が他の歯周病と比べても高いことがいわれています。細菌は、○○さんの唾液や歯周ポケットからサンプルをとって業者に調べてもらいます。検査を行う時期ですが、歯磨き指導などの歯周病の基本治療を行って、改善がみられない場合、その時点で検査を行います。

患者 治療はどのようになるのでしょうか？

歯科医師 ○○さんの場合は、まず歯ブラシ指導や歯石除去や嚙み合わせの調整、むし歯治療などを行います。その後は、歯周外科治療を行います。外科治療によって進行を止め、さらに歯周組織を再生する治療も計画しています。適切に処置を行えば、必ずいまよりもよい状態になります。

患者 歯ぐきの組織は再生するのですか？

歯科医師 <u>再生治療といっても、元の状態にはなりませんが、歯周病で破壊された中の組織の一部が再生されます</u>。病気で感染した組織を除去するだけの治療と比べ、歯の周囲が再生することにより歯がしっかりします。

しかし、○○さんの<u>現在の状態から歯肉退縮、歯根面の露出と治療による知覚過敏は避けることができません</u>。とくに歯と歯の間の歯ぐきは痩せてしまいます。

患者 再生治療を行っても歯ぐきが痩せてしまうのですね。でもこの歳で歯を失って入れ歯は嫌なので、歯が残るだけでもうれしいです。

歯科医師 手術後、審美的な問題は歯周病が安定してから相談させてください。いまは歯周病を治すために一緒に頑張りましょう。また、<u>大切なことをお伝えします。歯周病という病気は、再発リスクが必ずありますので、定期的に健診を受けてください</u>。

•POINT•

若年者の歯周病は、口腔内の状況を理解してもらい、治療やリコールに対する動機づけが最も重要である。

AFTER 歯周病は改善し、上顎前歯部は補綴を行い、審美面も回復することができた。しかし、下顎前歯の歯肉退縮を回避することはできなかった（図4）。

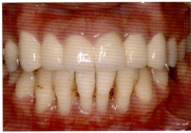

図❹ 口腔機能回復治療後の口腔内写真

05 若年者の歯周病

3 歯周治療関連

06 歯周基本治療

木原竜太 愛媛県・きはら歯科クリニック

症例概要
患者：39歳、男性
主訴：右上の歯が痛い
現病歴：歯科医院を受診するのは14年ぶりで、以前は痛みがあるときのみ受診していた。いままでも痛みはあったが数日経つと落ち着いていたので放置していた

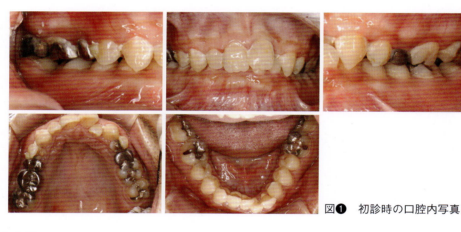

図❶ 初診時の口腔内写真

●診断と治療方針

主訴部位である 4| に自発痛があり、夜間痛も出ていたことから、急性化膿性歯髄炎と診断した。衛生状態は不良（初診時 PCR89.3％：図1）。歯周組織検査を行ったところ、BOPは83.9％、PPDが4mm以上の部位が26.2％（7mm以上の部位は0％）、罹患歯数も15歯（53.6％）認めたため、広汎型軽度慢性歯周炎と診断した。歯周病は自覚症状がないことが多く、検査して初めて罹患していることがわかるケースが多い。

そのため、治療説明が大切であり、患者の同意を得なければ歯周治療を行うことはできない。歯周治療の第一歩が、歯周基本治療である。歯周基本治療では、おもに口腔衛生指導やスケーリング・ルートプレーニングを行う[1]。

本症例では、主訴解決後に歯周治療を行うことに同意を得た。歯科医師にとって歯周基本治療の重要性を患者に理解してもらうことが、最も重要だと筆者は考える。さらに、歯周基本治療を担当する歯科衛生士と、治療方針を共有することも必要である。

歯周基本治療を始めるにあたり、まずは患者自身に口腔内の状況を知ってもらう。口腔内写真を見てもらい、不十分な点に気づいてもらえれば、導入としてはこのうえない成果である。そして、歯科への関心を高めて、口腔衛生状態の改善を目指したい。もちろん、プロフェッショナルケアも不可欠である。歯周基本治療で最も頻度が高く、患者におそれられているのはスケーリング・ルートプレーニングではないかと思う。

「なぜ歯石を取るのか？」、「取らなかったらどうなるのか？」という質問は、歯科医師ならば一度はされたことがあるのではないか。このような疑問に"なるほど"と納得してもらえる回答ができれば、強固な信頼関係が構築され、一生のお付き合いができるのではないかと思う。

治療説明

歯科医師 いまの痛みは、むし歯の進行によって、神経にばい菌が感染して起きています。神経を取れば痛みは治まります。でもそれ以上に、このような痛みが出るようになってしまった原因を考えたほうがよいと思います。

患者 どういうことですか？

歯科医師 現在の〇〇さんのお口の状態を確認してみましょう（口腔内写真を見せる）。

　全体的にプラークが多く、磨き残しが目立ちます。歯石もかなり付いている状態です。そのせいで、歯肉が炎症を起こしています。このままではせっかくむし歯を治しても、またむし歯になってしまう可能性が高く、歯周病の進行にも影響してしまいます。

患者 どうすればよいですか？

歯科医師 まずは毎日の歯磨き習慣を見直しましょう。食事の後に磨く、鏡を見ながら行うなど、簡単にできることから始めてみるのがよいでしょう。とくに歯磨きで重要なのは、寝る前です。寝ている間は唾液が減り、むし歯菌や歯周病菌が活発に活動してしまうため、しっかりとお口をきれいにしてから寝るようにしましょう。

患者 何分ぐらい磨けばよいですか？

歯科医師 大事なのは時間よりも内容です。しっかりと歯面に対して歯ブラシが当たっているかどうか、鏡を見て気にしながら行ってください。どれだけ時間をかけても、しっかり当たっていなければ、やっていないのと同じです。<u>毎日の歯磨きの見直しこそが、自分のお口を守る第一歩です。</u>毎日の食事は口から摂ります。栄養の入口が汚れていると、その汚れも一緒に体内に入るわけです。そう考えると、きれいにしておかなければいけないと思えてきませんか？

患者 そう思えてきました。

歯科医師 あとは溜まってしまった歯石です。実は、歯石の表面はザラザラして、スカスカな構造です。たとえば掃除をするときに、表面がツルツ

ルなところは汚れにくく、汚れたとしても掃除しやすいですよね？　ところが、ザラザラしてスカスカなところだとどうでしょう？　汚れが付きやすく、掃除がたいへんです。ですから、歯石を取り除き、表面をツルツルにした状態にしておかないといけないのです。

　一度付いてしまった歯石は、歯ブラシでは取れません。だから定期的に歯科医院に来院して、きれいな状態を保ちましょう。

患者 なるほど。このままだとどうなりますか？

歯科医師 いまはまだ年齢もお若いので歯周病の状態も軽度ですが、このまま放置してしまうと歯槽骨といって歯を支える骨が溶けはじめ、それによって歯が抜けてしまうかもしれません。抜けた歯は二度と生えてきません。そうなってから後悔してほしくないのです。いまからでもまだ間に合います。一生ものである"自分の歯"を大事にしてください。

　もちろん、日ごろの口腔清掃で難しいところもあると思います。昔治療した詰め物が外れていたり、合わなくなっているために汚れが付きやすかったり、食べ物がよく挟まるなど、そのような箇所はしっかりと治療していきます。私は〇〇さんが磨きやすい環境を作ることを第一に考えて、これからも向き合っていきます。

　ですので、〇〇さんは歯を守るために、できるだけ新しい汚れを残さないよう、毎日頑張っていきましょう。

【参考文献】
1）特定非営利活動法人日本歯周病学会（編）：歯周治療の指針2015. 医歯薬出版，東京，2016.

•POINT•

TBIの際、染め出しを行い、モチベーションアップに繋げる。うまくできていることを褒め、次の課題を患者とともにみつけていくことが重要。

3 歯周治療関連

07 歯周治療時の歯の動揺とその対応

山田 潔 東京都・山田歯科成瀬クリニック

症例概要
患者：49歳、女性
生年月日：1962年2月27日
初診日：2011年11月16日
主訴：上の前歯の動揺と隙間が気になる
現病歴：2週間前、上顎前歯の正中離開を治療してもらうため某歯科医院に行ったが、歯周病と診断され歯周病専門医を紹介された
全身既往歴：特記事項なし、ブラキシズムあり、喫煙なし

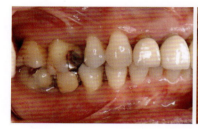 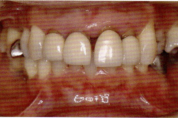 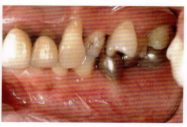

図❶ 初診時口腔内写真

図❷ 初診時歯周精密検査（欠：欠損歯、PO：ポンティック）

●診断および治療方針

本症例は、上顎前歯の動揺と正中離開が主訴であり、広汎型重度慢性歯周炎および咬合性外傷の患者である（図1、2）。歯周病とクレンチングにより臼歯の咬合のバランスが崩れ、下顎前歯部の突き上げにより、上顎前歯部が離開したものと考えられる。症例分析は、主因子としてプラーク、修飾因子として歯石、う蝕、不適修復物・補綴物、歯列不正、ブラキシズムが挙げられる。したがって、炎症と咬合のコントロールを行う計画を立てた。咬合調整は歯周組織の炎症が消退してから行う予定とした。

歯の動揺は歯を支えている支持骨の吸収で生じ、その原因は歯周病、う蝕による根尖病巣、咬合性外傷が挙げられる。歯の動揺を主訴に来院される患者の多くが重度歯周炎であり、さらにブラキシズムなどのパラファンクションをもつことがある。歯の動揺度は、Millerの歯の動揺度の分類によって診断しているが、近遠心、頬舌方向に加え垂直方向への動揺である3度になると大半が抜歯を余儀なくされる。そこで、動揺度2度の歯をいかに保存するかが治療のテーマとなってくる。

治療説明

〈診査・診断後のコンサルテーション〉

患者 歯が全体的にぐらぐらしてきて、上の前歯の間がどんどん広がってきています。

歯科医師 歯がぐらついているのは、全体的に歯周病が進行していて、歯を支えている骨が溶けてしまっているからです。また、○○さんの場合は、歯周病に加え、歯ぎしりなどの習慣が関係しています。

患者 私は歯ぎしりをしている自覚はないですが。

歯科医師 歯ぎしりには、いくつかの種類があります。ギリギリという音が出るものだけではなく、くいしばりも歯ぎしりの一つで、多くの方がこのタイプです。

患者 そうなのですね。そういえば日中よく噛みしめていることがあります。

歯科医師 その習慣が歯周病を増悪していますね。日中に噛みしめのある方の大半が、夜間も噛みしめをしています。

患者 噛みしめ、くいしばりも歯周病に関係があるのですね。ではどのような治療になりますか？

歯科医師 まずは歯周病の治療として、歯ぐきの炎症を改善する処置を行います。具体的にはプラークコントロール、歯石除去を行い、炎症が落ち着いてから噛み合わせを調整していきます。それは炎症によって歯がぐらついているのか、噛み合わせなどの外傷によってぐらついているのかを見極める必要があるからです。そして、むし歯治療、歯垢が溜まりやすい不適合な被せ物や詰め物を改善していきます。そこで歯のぐらつきと歯周ポケットが改善できない歯は、最悪、抜歯になることもあります。

患者 日ごろ気をつけることはありますか？

歯科医師 最も大切なのがプラークコントロールなので、歯磨きをしっかり行ってください。まずはO'Learyのプラークコントロールレコードで、20％以下を目標に頑張りましょう。そして、日中はなるべく噛みしめないように意識してください。家事をしているときや、椅子から離れるときなどのタイミングで確認するようにしてください。夜間はナイトガードの装着をお願いします。

患者 最終的にはどうなりますか？

歯科医師 歯のぐらつきは、すべてが健康な状態に戻ることが理想ですが、実際はそうはいきません。○○さんもその例外ではありません。炎症の除去と噛み合わせの調整を行っても改善できないぐらついた歯は、ぐらつきのない歯と連結します。連結することよって、噛む力を分散することができるからです。連結した場合は、歯磨きが複雑になるので○○さんのご協力が必要です。また、噛みしめの習癖がなくなるわけではないので、ナイトガードは継続して使用してください。そして何より定期的なリコールが大切です。

• POINT •

歯の動揺は歯周病だけではなく、歯ぎしりやくいしばりなど、力の問題が大きく影響していることもある。それらを踏まえて説明する。

AFTER

動揺歯は、歯周組織の炎症の除去と力のコントロールをすることによって、改善することができた。最終補綴は力のコントロールも踏まえて、上顎はスプリントタイプの補綴物にて対応した。今後は、安定した口腔内を維持するために定期的なリコールが必須と考えられる（図3）。

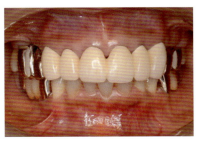

図❸ 口腔機能回復治療後の口腔内写真

3 歯周治療関連

08 歯ぎしりとその対応

岩野義弘　東京都・岩野歯科クリニック

症例概要
- 患者：57歳、女性
- 主訴：歯ぐきから膿が出て気になる
- 現病歴：10年以上前から歯周病についての指摘を受けており、気になっていた。数年前に義歯を製作したが、違和感が強く使用しなくなった。最近、歯の動揺と排膿を自覚するようになり、気になって来院した
- 診断：広汎型中等度および限局型重度慢性歯周炎

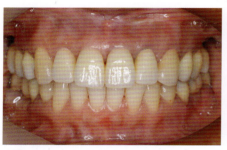
図❶　SPT時の正面観

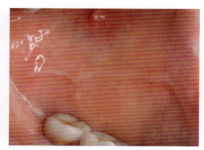
図❷　頬粘膜に生じた線状痕

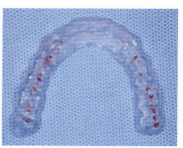
図❸　咬合接触点の遠心部分にブレーシングイコライザーを付与する

●治療経過

歯周基本治療後、改善の認められない部位に対し、歯周組織再生療法を施し、再評価後に口腔機能回復治療として欠損部に対するインプラント治療、矯正治療、補綴治療を行い、再評価後にサポーティブペリオドンタルセラピー（SPT）へ移行した（図1）。SPT期間中、ご主人がバスの階段から転落して脊椎を強打、右半身に麻痺が残ってしまい、その他にも家庭や仕事のストレスが重なり、寝不足に。そのころから、知覚過敏や頬部の疼痛、起床時の顎の疲れを感じるようになってきた。

●診査結果

問診より、起床時に下顎角付近の疲労感を感じ、また日中上下顎の歯を咬合接触させているとのことであった。顎関節診査の結果、開閉口時の疼痛、圧痛は認めず、左右側ともクリック音は触知しなかった。開閉口時のクリピテーション、閉口時関節頭の後方への圧迫は認めなかったが、開口時、左側顎関節に若干の運動の遅延を認めた。閉口筋診査の結果、左側咬筋浅部中央部に圧痛を認めた。また、左側顎二腹筋後腹に強い圧痛を認めた。|5には知覚過敏を認め、両側頬粘膜に線状痕（図2）を、舌縁に圧痕を認めた。

●診断

睡眠時ブラキシズム（クレンチング）、起床時Tooth Contacting Habit（TCH）、左側咬筋浅部および顎二腹筋後腹筋膜炎。

●治療方針

日中上下顎の咬合接触を自覚した場合、すみやかに開口させる。スプリントは、10回努力最大開閉口運動を行わせて顎関節のディコンプレッションを図った状態で製作する。また、後方への圧迫を避けるため、スプリントには後方のブレーシングイコライザーを適切に付与する（図3）。筋・筋膜炎に対しては、筋のストレッチにて対応する。

【参考文献】
1）小出 馨（監）：新版　小出 馨の臨床が楽しくなる咬合治療. デンタルダイヤモンド社, 東京, 2019.

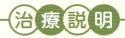

歯科医師 いろいろと検査してみますと、おそらく歯ぎしりをしていらっしゃるようですね。

患者 歯ぎしりを指摘されたことはありません。

歯科医師 歯ぎしりには、ギリギリと歯をこすり合わせるものの他に、ギューッと噛みしめるもの、カチカチと噛み合わせるものの3つがあります。おそらく噛みしめをされていると思います。

患者 どうしてそう思われるのですか？

歯科医師 お口の中に、くいしばりをしている証拠がいくつかあります。ギューッとくいしばることで、筋肉は強く収縮するのですが、それに対して粘膜が余ってしまうため、頬の内側に線状の陵が現れるのです。また舌の外側に、下の歯の歯型がついているのも特徴です。さらにくいしばりに伴い、下顎の内側に応力が集中し、そこに骨を作る細胞が集まってきて、このように骨を作ります。

患者 確かに朝起きると顎が疲れています。

歯科医師 1日24時間のうち、上下の歯が触れる時間は、約14～15分が正常といわれています。日中でも上下の歯が触れるだけで、歯の周りにある神経を介した反射により、筋肉に刺激が加わり、絶えず緊張した状態になります。それ自体が筋肉に悪影響を与えるとともに、夜間のくいしばりを助長する可能性があるのです。ですから、日中上下の歯が触れ合うことも避ける必要があります。

患者 具体的にどうすればよいのですか？

歯科医師 日中くいしばっている、あるいは歯が触れていると感じたら、すぐにリセットする必要があります。お口をぱくぱくしたり、舌で左右の上唇を舐めたりしてください。

患者 痛みも治まりますか？

歯科医師 顎関節に問題はなく、痛みの原因は筋肉の炎症と考えられますので、ストレッチによって緩和可能と思われます。指3本を縦にしてお口に入れていくと、口が大きく開いて顎の筋肉が引き延ばされますね。それを1時間ごとに10秒間行ってください。

患者 夜間はどうしたらよいのでしょうか？

歯科医師 歯の周りには2種類の神経があり、弱い刺激に対しては筋肉を収縮させる反射を、強い刺激に対しては筋肉の活動を緩めて体を守ろうとする反射を起こします。神経の活動は、夜間に弱くなります。昔よく、就寝中に気づかずストーブで火傷を負ってしまう事故を耳にしましたが、神経反射が弱くなることが原因なのです。日中、60～70kgのところ、夜間では200kg以上の力がかかるとも報告されています。それは歯や周りの組織、顎関節などを破壊するリスクがあります。

マウスピースを入れることによって、関節が後方へ押し込まれることが防げます。また、過大な力による組織破壊を防ぐ役割もあります。歯ぎしりはレム睡眠のときに行います。質の高い睡眠を取るため、日中運動をしたり、お風呂に浸かって少ししてからお休みいただくのもよいでしょう。お布団の上で「くいしばらない」と20回繰り返してからお休みになる、自己暗示療法も有効な場合がありますので、試してみてください。

患者 よくわかりました。

・POINT・

頬粘膜の線状痕、舌圧痕、下顎隆起を鏡で見せ、クレンチングを自覚していただいたうえで、その機序や為害性、治療法の詳細を説明する。

AFTER 患者はスプリントの使用を受け入れ、現在、夜間に使用している（図4）。

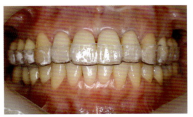

図❹ スプリント装着時

3 歯周治療関連

09 歯周形成外科手術、歯肉歯槽粘膜外科手術

岩野義弘 東京都・岩野歯科クリニック

症例概要
患者：54歳、女性
主訴：左上の前歯がしみる。歯ぐきが下がっていて気になる
現病歴：数年前より|2 3の歯肉退縮を自覚するようになった。見た目は気になっていたが、他に大きな問題がないため放置していた。最近、知覚過敏が生じてきたため、改善を求め来院

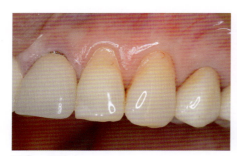

図❶　術前

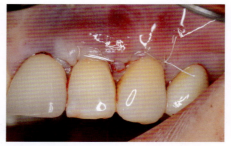

図❷　術直後

●診査結果

|2 3唇側の近遠心歯間部に、アタッチメントロスのない歯肉退縮を認めた（図1）。歯肉退縮量および歯肉退縮幅は、それぞれ|2が3mm、5mm、|3が3mm、6mmであり、両歯ともに歯頸部に辺縁不適合なコンポジットレジン充填を認めた。歯肉色は珊瑚礁色であり、炎症所見は認めなかった。歯肉のバイオタイプはthin-scallopedであり、角化歯肉幅はそれぞれ1mmであった。

●診断

|2 3：Miller Class Ⅰ、歯肉退縮

●治療方針

1．知覚過敏処置

プロフェッショナルケアとして知覚過敏抑制剤を塗布したり、セルフケアとして知覚過敏抑制歯磨剤を用いたブラッシングを行わせることにより、開口した象牙細管からの刺激の伝達を抑制し、知覚過敏症状を緩和させる。効果は一時的である。

2．ブラッシング方法の改善

過度なブラッシング圧によって歯肉退縮が生ずることもある。そのような場合、ブラッシング圧をコントロールすることにより、クリーピングアタッチメントによる根面の歯肉の被覆が達成されることもある。予知性の高い方法ではないが、一度試みるべきである。

3．露出歯根面被覆術

外科的に退縮した歯根面に歯肉を増生する手法である。しかしながら、Miller class Ⅰ、歯肉退縮に対する露出歯根面被覆術の完全根面被覆（CRC）率はおよそ6割と報告されており、知覚過敏症状と審美性の改善のためには、後戻りの少ない手法でCRCを達成する必要がある。結合組織移植術（CTG）を伴う歯肉弁歯冠側移動術（CPF）が、ゴールドスタンダードとされる。

以上の治療法につき、それぞれの利点・欠点や費用も含めて説明したところ、CTGとCPFを併用した露出歯根面被覆術を選択された（図2）。同時に、CPFを行うことにより、|1のわずかな歯肉退縮の改善も図ることとした。

治療説明

患者 どうして歯がしみるのですか？

歯科医師 神経は歯の表面にあるのではなく、歯の中の歯髄という組織にあります。歯の象牙質には、歯髄から放射状に広がる、直径1μm程度の象牙細管という細い管が走っています。根の表面は、セメント質という50〜100μm程度の薄くて軟らかい組織で覆われています。歯ぐきが下がって根の表面が露出すると、薄くて軟らかいセメント質は、歯ブラシなどで簡単に削れてしまいます。そうすると、象牙質の表面が露出してしまいます。

象牙質の表面には、先ほどの象牙細管が口を開けています。刺激が加わると、象牙細管を通じて、内部の神経細胞が圧迫され、痛みを生じるというように考えられています。

患者 手術をするとしみなくなりますか？

歯科医師 この条件であれば、下がってしまった根の表面を100％覆える可能性が高いと思いますので、しみなくなる可能性が高いです。

患者 見た目はどうでしょうか？

歯科医師 歯ぐきのラインが揃い、歯ぐきの黒いラインも見えなくなると思います。

患者 どういう手術をするのですか？

歯科医師 歯と歯ぐきの境目を切開して歯肉を削ぎ、上顎の内側から取ってきた移植片を移植します。

患者 痛いですか？

歯科医師 術中は麻酔をするので、痛くありません。移植される側は歯ぐきに沿った切開だけですので、それほど痛まないと思います。上顎の内側は、1本の切開だけで中から歯ぐきを削いで取ってきますので侵襲は小さいのですが、そちらのほうが痛みはあると思います。

患者 腫れはどうですか？

歯科医師 少し歯ぐきの中に切開を入れますので、内出血が起こり、腫れる可能性があります。腫れるとしたら、次の日から腫れはじめ、2日後がピークとなります。1週間後にはほぼ治まると思います。場合によっては青あざができますが、これもおおよそ1週間程度で治まります。

患者 せっかく手術をしても、またすぐに歯ぐきが下がることはないですか？

歯科医師 歯磨きの仕方が悪ければ、また下がってしまう可能性がありますので、適切に指導いたします。移植をすると歯肉の厚みが増して、下がりにくくなりますので、それを気にされるのであれば、移植はよい選択だと思います。

患者 移植以外の選択肢はありませんか？

歯科医師 移植をせず、歯ぐきを上に移動するだけ、あるいは再生材料を併用する方法もありますが、○○さんは歯ぐきが薄いタイプですので、最も確実なのは移植を併用することだと思います。

患者 いつごろ抜糸しますか？

歯科医師 2週間後にします。それまでは歯磨きをやめ、3〜4日に1回の割合でクリーニングと消毒をしに来院してください。移植片を取った部位は出血しやすいので、十分注意してください。

患者 歯磨きはいつから再開できますか？

患者 抜糸後、状態を見て軟らかめの歯ブラシを使って再開していただきます。それまではリステリンという洗口液を使っていただきます。

•POINT•

患者が不安に思うであろう、外科術式と術後経過および術後管理について、できるだけ具体的かつ丁寧に説明する。

AFTER 2̲3̲のみならず、同時にCPFを行った1̲もCRCを達成できた（図3）。

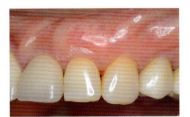

図❸　術後12ヵ月時

09　歯周形成外科手術、歯肉歯槽粘膜外科手術

3 歯周治療関連

10 フラップ手術、歯周組織再生療法

岩野義弘　東京都・岩野歯科クリニック

症例概要
患者：38歳、女性
主訴：歯ぐきが腫れ、膿が出ていて気になる
現病歴：20歳のころよりブラッシング時の出血が続いていた。他院にて毎月クリーニングを受けていたが、7年ほど前より歯肉の腫脹が継続し、先月より排膿が止まらないため、気になって当院を受診した
診断：広汎型侵襲性歯周炎

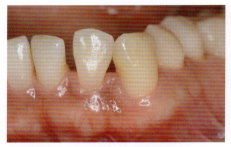
図❶　3̅術前唇側面観。2̅3̅間の幅は約3mmである

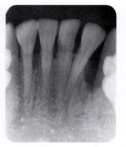
図❷　3̅に欠損角度約38°の広く深い垂直性骨吸収像を認める

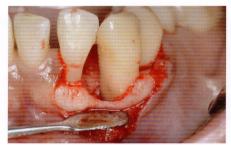
図❸　3̅近心に広くて深い3壁性骨欠損を認める

●治療経過

プラークコントロール、禁煙指導、スケーリング・ルートプレーニングを主体とした歯周基本治療を行い、再評価検査を行ったところ、初診時に比べてプラークコントロールレコード、プロービング時の出血の割合、プロービングポケット深さ（PPD）は大幅に改善したが、まだ深い歯周ポケットが残存している部位を認めた。

●診査結果

3̅近心は、歯周基本治療に伴い、9mmから6mmへとPPDの改善を認めたが、X線学的に広くて深い垂直性骨欠損の存在が疑われた（図1、2）。2̅と3̅間の距離は3mmであり（図1）、3̅近心垂直性骨欠損のX線学的な角度は約38°であった（図2）。

●治療方針

非外科的治療を繰り返すことも選択肢の一つではあるが、広くて深い垂直性骨欠損の存在が歯周ポケット残存の原因と考えられること、残存する垂直性骨欠損が深ければ深いほど歯の予後が悪いと報告されていることなどから、歯周外科治療の有効性を説明し、同意を得た。

歯周外科治療としては、オープンフラップデブライドメントやウィドマン改良フラップ手術に比べ、歯周組織再生療法は約1mm多くアタッチメントゲインを得ることができると報告されていること、確実に垂直性骨欠損をなくしたいことから、その有効性を説明し、同意を得た。

なかでも最もエビデンスの揃っているエナメルマトリックスデリバティブ（EMD）を応用した。CortelliniとTonettiのディシジョンツリーに当てはめ、歯間幅が2mmより広かったため、Modified papilla preservation technique（MPPT）による切開により歯間乳頭を温存し、欠損角度が36°より広かったため、根尖側より採取した自家骨移植を併用することとした（図3）。

治療説明

歯科医師 この歯には、歯を取り囲む骨の欠損がみられますので、歯周組織再生療法を行います。

患者 どういうことをするのですか？

歯科医師 歯ぐきを切開して小さく剥がして、目で見える状態で完全に根の表面をきれいにします。それからお薬を塗って歯ぐきの再生を促します。

患者 それはどのようなお薬ですか？

歯科医師 スウェーデン産の、産まれたばかりのブタの歯の種から抽出したタンパク質をもとに作った再生材料です。歯と骨とは直接くっついているわけではなく、歯根膜という組織を介して歯と骨とを貫通する靱帯で結ばれています。歯の周りの組織を再生するには、骨だけでなく組織全体が構築されなければなりません。歯根膜には何にでもなれる細胞があり、この薬を塗ることで、骨を作る細胞、線維を作る細胞、歯を作る細胞それぞれが分化誘導され、歯ができる過程を再現するように再生が促されると考えられているのです。

患者 安全な材料なのですか？

歯科医師 20年以上前から現在まで200万症例以上に使用されていますが、副作用の報告のない、数少ない厚生労働省認可材料の一つです。

患者 絶対にうまくいくのですか？

歯科医師 どんな手法にも絶対はありませんが、成功するための経験とスキルはあるつもりです。

患者 術後は腫れますか？

歯科医師 骨を採ってきていますので、少し腫れると思います。

患者 いつまで腫れますか？

歯科医師 だいたい次の日から腫れはじめ、2日後がピークとなります。その後徐々に治まり、おおよそ1週間から10日後にはもとどおりになります。青あざができることもありますが、心配いりません。こちらも約1週間から10日で、だんだん黄色っぽくなって治っていきます。

患者 術後はどう過ごせばよいですか？

歯科医師 当日と次の日は、お酒は飲まないようにしてください。患部は針金で固定します。舌で触ったりしないよう気をつけてください。歯ブラシは当てないようにし、食べ物はうどんやおかゆなどできるだけ軟らかいものを反対側で召し上がってください。オペ部位以外はできるだけしっかりと磨いて、お口の中の細菌数を減らすようにしてください。オペ部位はオペ前に使っていただいた、リステリンという洗口剤を原液で10cc程度お口に含み、顔を傾けて1分間留めるようにしてから吐き出してください。これを1日最低2回、歯磨きのあとに行ってください。それでもプラークは溜まってしまいますので、頻繁に来院していただき、こちらで清掃と消毒を行います。

患者 頻繁というのはどの程度ですか？

歯科医師 2週間後の抜糸までの間、およそ3〜4日に一度、ご来院いただけますか。

患者 いつまで歯ブラシを当てられないのですか？

歯科医師 最低でも抜糸を行うまでは、歯ブラシを当てないようにしてください。

・POINT・

使用材料とその意義、術後のブラッシング停止期間と頻繁な来院の必要性について、エビデンスをもとに説明する。

AFTER EMDを用いた歯周組織再生療法と自家骨移植術の併用により、喪失した歯周組織は臨床的な回復をみせた（図4）。

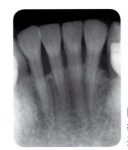

図❹ 歯周組織再生療法施術後、4年経過時

3 歯周治療関連

11 歯周治療後のトラブル

横田秀一　東京都・横田歯科医院

症例概要
患者：61歳、男性
主訴：右側の奥歯が危うい感じがする。噛むと痛い
現病歴：いままでに何度か歯ぐきが腫れた。2週間前より咬合痛がある

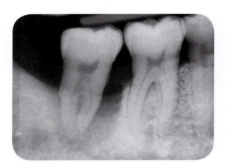
図❶　7|のX線写真

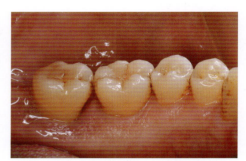
図❷　舌側にも歯肉退縮がみられる

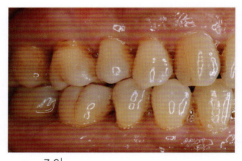
図❸　7 6/7 6|は緊密に咬合している

●診断および治療方針

主訴である7|は歯周ポケットが12mmにも達し、動揺度3である。X線写真では根尖までの骨吸収を認めた（図1）。歯肉の発赤、腫脹は顕著でないが、両側大臼歯部に歯肉退縮がみられる（図2、3）。歯周ポケットは4〜5mmが14.4％、6mm以上が8.6％であった。7|以外の歯は残存している。6|6に垂直性骨吸収と軽度の根分岐部病変がある。以上から、一部重度・一部中等度の慢性歯周炎と診断した。

7|は保存不可と判断し、治療方針説明後に抜歯した。その後、歯周基本治療を開始した。歯周基本治療後の歯肉退縮や知覚過敏、一時的な歯の動揺は頻度の高い合併症である。知覚過敏がひどくなったときには、抜髄を余儀なくされることもある。

知覚過敏の原因は、象牙細管中の水分の移動とする水動力学説が有力であるが、さまざまな因子が関与している。歯科医療従事者が歯周疾患をよくしようと治療した結果、これらの合併症によって、患者に不快な症状を起こし、不安にさせてしまう。このギャップに対応できないと、治療の中断もあり得る。

1回の処置で症状を改善させるのが理想だが、実際には複数回かかることが多い。その間、症状の対応だけでなく、患者の不安な気持ちを解消し、安心させることも必要である。

治療説明

患者 前回の治療の後から、しみるようになってしまったのですが……。

歯科医師 どこがしみますか？

患者 左右の奥歯です。右上の歯は舌で触ると穴が開いている感じ。そこがしみるみたい。

歯科医師 むし歯などはないですから、知覚過敏でしょうか。歯肉が引き締まって下がり、根が出てきたところですかね。歯石を取った後に起きやすい症状の1つです。

患者 よくなりますか？

歯科医師 <u>よくなりますよ。大概は一時的なものです</u>。知覚過敏は、歯の根の表面に小さな穴が開いた状態で、温度差により間接的に歯の神経が刺激されて起こるといわれています。この小さな穴が塞がると治ってきます。何もせずに治ることもよくあります。酸性の食べ物や飲み物を多く食べていると治りにくいといわれていますが、思い当たりますか？

患者 とくに思い当たらないけど……。

歯科医師 痛みは食事に差し支えますか？

患者 温かいものを食べた後に冷たいものを食べると、「うっ」となり、気になっています。

歯科医師 それは困りますね。おつらいようですので、しみ止めを歯の根に塗ってみます。それで様子をみてください。1回でよくなることもあるし、数回かかることもあります。

〈2回塗布後〉

患者 先生、まだしみていて、以前とあまり変わりません。

歯科医師 そうですか。あまり変わらないのですね。歯磨きの仕方は大丈夫でしょうか？　強すぎると症状が長引くことがあります。歯磨きをしたときに痛みはありますか？

患者 それは大丈夫です。

歯科医師 しみる強さに変化はありますか？　熱いものにも反応しますか？

患者 ぬるま湯でゆすぐようにしているのでわかりません。

歯科医師 そうですか。それでは今回は根の表面に塗る薬を変えてみましょう。前回はイオンにより根の表面の小さな穴を塞ぎやすくするものでしたが、今回は樹脂のコーティングにより塞ぐものです。

〈数日後〉

患者 あまり変わりません。こんなにしみるのが続くと、これから先、どうなるのでしょうか？

歯科医師 あまり変わりがなく心配なのですね。食事にも影響があるほどのつらい状態でしたら痛みをとるために、歯の神経を取ることも考えなければなりません。ただ、根の表面に歯垢が付いていると穴は塞がりにくいですし、噛み合う力が強すぎても知覚過敏は長引きます。歯垢のほうは引き続き○○さんにプラークコントロールを頑張ってもらうとして、噛み合わせをみてみましょうか。

〈咬合調整後、数日経過〉

患者 しみなくなりました！

歯科医師 それはよかった。私も安心しました。

•POINT•

患者の訴えをよく聞き、不安を受け止める。知覚過敏は一時的なものであり、よくなることを伝えて不安の解消に努める。

AFTER 咬合調整後の口腔内写真（図4）。知覚過敏が長引くときは、咬合やブラッシング方法、飲食物のチェックも必要である。

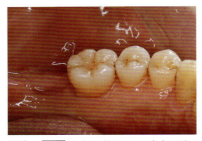

図❹ ⁶|⁵ 咬合調整後の口腔内写真

3 歯周治療関連

12 歯周病に伴う歯列不正と矯正治療の必要性

髙橋正光　東京都・髙橋歯科矯正歯科

症例概要
患者：62歳、女性
主訴：右下の歯が欠けた。上の奥歯が動く
現病歴：いままでも定期的に歯科医院には通っていたが、一向によくなった気がしない。今回、歯が欠けたのを機会に、知り合いの紹介にて転院希望

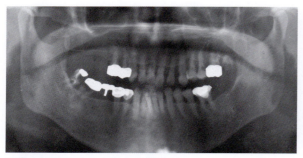

図❶　初診時のパノラマX線写真

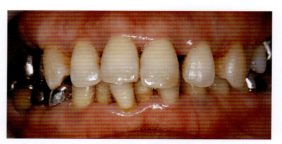

図❷　初診時の口腔内写真（正面観）

●診断および治療方針

パノラマX線検査（図1）において、全顎的に重度の歯周病の進行とともに、8⏌の二次う蝕による歯冠破折、7⏌および⎿7の残根状態、⎿5の歯髄腔に及ぶう蝕が認められた。口腔内写真（図2）からは、不良補綴物および歯頸部う蝕が散見された。また、咬合状態としては、上下歯列におけるスペースアーチと上下顎前歯部の唇側傾斜が認められた。

このような病的歯牙移動を伴う重度の歯周病患者の治療計画の立案において考慮しなければならないことは、以下の4つである。

1．歯周治療や矯正治療における患者の身体的および精神的反応

治療における患者の身体的反応（治癒の状態や治療の進行の速度など）および、精神的反応（治療の継続性や日常生活指導に対しての順応性など）によって、治療計画の変更を考慮しなければならない。

2．咬合の垂直的位置関係の確立

病的歯牙移動の一因として、咬合の低下が考えられる場合は、適正な垂直的顎間距離を設定し、それを確立する方法も考慮しなければならない。

3．動的治療終了時における効率的な清掃環境の確保

動的治療終了後のメインテナンスのためには、患者自身によるセルフコントロールがしやすいような環境を確保しておく必要がある。

4．患者の時間的および経済的負担

とくに矯正治療が必要とされる場合は、治療期間は長く、また費用は高額になってしまう場合がある。

●

このようなことを踏まえて、本症例においては患者に次ページのようなカウンセリングを行った。その結果、歯周治療とともに、垂直的顎間関係の確立のためのインプラント植立および矯正治療の必要性を理解してもらうことができた。

治療説明

〈初診時検査後のカウンセリング時〉

歯科医師 本日は前回の検査結果をもとに、○○さんのお口の状態を報告させていただき、今後の治療の計画について申し上げます。

患者 わかりました。よろしくお願いします。

歯科医師 まず、X線の説明から始めます。このように全体的に歯を支えている骨が、歯周病によって破壊されて少なくなっている状態です。また、右下や左上にはむし歯によって歯が欠けていたり、根だけになっている状態がみられます。

　次に歯周病の検査結果ですが（ここで歯周組織検査の結果を見せる）、やはり、歯周ポケットの深い部分が多くみられるのと同時に、出血や揺れている歯も多数あるのが現状です。まずは、このむし歯や歯周病の処置を行う必要があります。

患者 そうすれば、何でも嚙めますか？

歯科医師 残念ながら、抜かなければならない歯もありますし、これだけでは十分に健康的な生活を営めるようになるとは言い難いのが本音です。

　これが現在の嚙み合わせの状態ですが（ここで咬合器に付着された模型を見せる）、奥歯の支えが少ないために上下の前歯が前倒れしてしまい、さらに上の前歯を突き上げてしまっている状態です。ご希望のように何でも嚙めるようにするためには、しっかりとした奥歯の支えを作る必要があります。

患者 入れ歯はあまり入れたくありません。

歯科医師 入れ歯の選択肢以外には、インプラントといって人工的な歯根を植える方法もあります。

患者 インプラントって高いとよく聞きます。

歯科医師 たしかに健康保険ではカバーされない治療ですので、比較的に高額になります。

患者 何本くらいで、どのくらいかかりますか？

歯科医師 そのことは後ほど、説明します。その前に、先ほど申し上げた前歯の部分を見てください。上下ともに隙間があり、前に出ている状態です。この原因は奥歯の支えが少ないためと申し上げましたが、奥歯をしっかりさせたとしても、前歯の状態がこのような感じだと、咀嚼やメインテナンスに不安が残ることも事実です。先々のメインテナンスまで考えた場合は、矯正治療を併用して歯並びを整えることも1つの選択肢です。

患者 すると、インプラント以外に矯正治療も必要ということですか？

歯科医師 少し意味合いが異なります。むし歯や歯周病の治療はお口の環境を健康にするために行います。奥歯へのインプラントは嚙み合わせを改善するために行います。矯正治療はその後の環境を整えるために行うもので、必須ではありません。

患者 わかりました。せっかくですから、前歯の隙間や出っ歯になってしまった部分も治したいです。金額や期間をうかがってからお返事しても構いませんか？

歯科医師 もちろん、結構です。いずれにしてもかなりの長期間にわたるお付き合いになると思います。何か疑問や不安に思われることがありましたら、どうぞ遠慮なくお尋ねください（ここで治療計画書と自由診療の見積り書を手渡す）。

・POINT・

複合的な問題が存在する患者には「何をどの程度まで望んでいるのか」を、カウンセリングによって明確にしていくことが重要である。

AFTER 結果的にこの患者さんは、インプラント処置および矯正治療の併用を選択した（図3）。

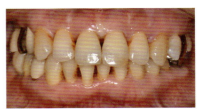

図❸ 動的処置終了後の正面観。機能的、審美的にも改善がなされた

12　歯周病に伴う歯列不正と矯正治療の必要性

3 歯周治療関連

13 歯周治療後の補綴

矢ケ崎隆信　神奈川県・ヤガサキ歯科医院

症例概要
患者：51歳、女性
主訴：左上の奥歯の詰め物がとれた。全体的な治療をしてほしい
現病歴：3年ほど前に他院にて歯周病の指摘を受けたが、短期間では治せないと言われた。3日前に左上臼歯のインレーが脱離したため、当院に来院

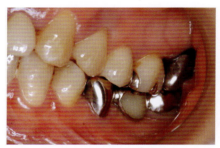

図❶　初診時の左側頬側面観

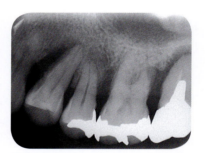

図❷　初診時のデンタルX線写真

●診断および治療方針

 4| のプロービング値は近心頬側で9mm、BOP（＋）、動揺度は2度であった。X線検査より近心に根尖部に及ぶ透過像が認められる。

診断：限局型重度慢性歯周炎

治療方針として口腔衛生指導、スケーリング・ルートプレーニング、咬合調整などの歯周基本治療を行い、再評価の後に深い歯周ポケットが残存する場合は、歯周再生療法を用いた歯周外科治療を行う。そして、再評価で歯周ポケットの改善がなされた後に口腔機能回復治療として補綴治療を行うこととした。

今回のケースでは、 4| の近心に根尖部に及ぶ透過像があり、動揺度も2度であった。 4|4 は解剖学的にも近心に根のグルーブがあり、患者の清掃が難しい形態であることが多い。歯周組織再生療法を用いても文献的[1]に骨の回復は数mmで、完全な治癒は見込めず、動揺度も完全に回復させるのは難しいことが予想された。また、左側方時の運動では 4| に強いガイドを認めた。しかし、X線写真にて |3 の根が短いこともあり、最終補綴時に 4| に側方時のガイドを与えず、 |3 のみのガイドにするには |3 の予後に不安があった。

そこで、患者の審美的要求もあり、歯周組織再生療法でプロービング値の改善の後に、 |3 4 の連結のプロビジョナルレストレーションを装着し、左側方時のガイドを |3 4 のグループファンクションとし、経過観察を行うこととした。

今回は |3 4 ともに生活歯であり、歯周治療、とくに歯周外科治療を行うことや、固定を目的としても生活歯を切削することの副作用として、知覚過敏症状が出現することも予測される。そのことを患者には事前にしっかり説明し、知覚過敏症状が重篤な場合には抜髄処置を行う可能性があることも伝えて、患者の同意を得ておくことも大切である。

【参考文献】
1) Heiji L, Heden G, Svärdström G, Ostgren A: Enamel matrix derivative (EMDOGAIN) in the treatment of intrabony periodontal defects. J Clin Periodontol, 24 (9Pt2) : 705-714, 1997.

治療説明

〈歯周基本検査後〉

患者 今回、自分の歯は見た目が悪いままになってしまいますか？

歯科医師 もともと被せ物が入っていて、被せ物と自分の歯の境目が出てしまった場合、被せ物を交換することで、見た目をある程度回復させることはできます。ただ、今回のように神経がある歯の場合に、治療することで周りの歯ぐきも下がってしまうことがありますので、元の状態よりも歯が長くなってしまう場合があります。

患者 揺れがあって嚙めない状態から、嚙めるようになりますか？

歯科医師 歯周病で骨が溶けると歯の周りの支えが少なくなり、揺れるようになります。歯周病の治療で少し骨が回復しますが、骨の支えが少ない場合には歯周ポケットの数値が改善しても揺れが残る場合があります。その場合、必要であれば隣の歯とくっつけて揺れを少なくし、力がその歯のみにかかりにくくする場合もあります。そうすれば、少し嚙みやすくなる場合もあります。

患者 被せ物をすることによるメリットとデメリットがあれば教えてください。

歯科医師 被せ物をすることでよくなる点は、隣同士を繋げることでお互いに支え合い、揺れが減少して嚙みやすくなる場合がある点や、歯が挺出したり歯ぐきが下がることで長く見えていた歯の見た目を回復させられるという点です。歯と歯の間のすき間が気になる方には、すき間を小さくできる利点もあります。デメリットとしては、歯を削らなくてはいけないという点です。神経がある歯の場合には、削ることでしみるようになれば、神経をとる必要が出る場合もあります。

患者 被せ物は長もちするのでしょうか？

歯科医師 本当は歯をなるべく削らずに残せれば一番よいと思います。しかし、見た目の問題や、歯の揺れや嚙み合わせの問題で、被せ物をしなければならない場合があります。その場合に、歯が長くもつかどうかは、お手入れによるところが大きいです。清掃しやすい環境であれば、被せ物をしても必ず悪くなってしまうわけではありません。現在ではマイクロスコープや拡大鏡を使って、削る部分を細かく見て削り、精密に型を採って、ぴったりした被せ物を作れば、清掃しやすい環境を作れます。そうすれば、歯も長くもたせることができます。

> **•POINT•**
> 歯周病が重度になれば、歯周治療後に審美的な問題や、知覚過敏などの症状が出やすいことを事前に説明して同意を得ておくことが大切である。

AFTER プロビジョナルレストレーションで、1年経過観察し、動揺度0、歯周ポケットの数値も4mm、BOP（－）と安定していた。そのため、連結のセラミッククラウンにて最終補綴を装着。現在、動揺度0、歯周ポケット近心4mm、BOP（－）で経過観察を行っている（図3、4）。

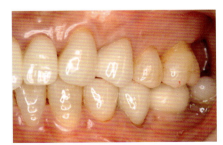

図❸ 術後4年の左側頰側面観

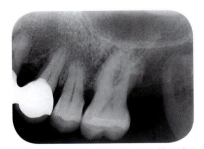

図❹ 術後4年のデンタルX線写真

3 歯周治療関連

14 歯周炎患者に対するインプラントの適用

宗像源博　昭和大学歯学部　インプラント歯科学講座

症例概要
患者：56歳（初診時）、女性
主訴：歯の動揺による咀嚼困難および審美不良
全身疾患：特記事項なし（喫煙歴なし）
現病歴：数年前より歯の動揺を自覚し、近歯科受診。専門的な治療を要することから、大学病院歯周病外来を紹介初診

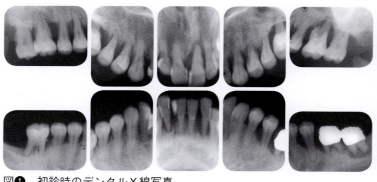

図❶　初診時のデンタルX線写真

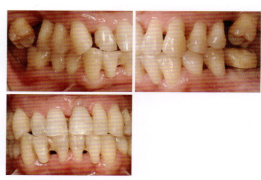

図❷　歯周治療終了時の口腔内写真

●治療内容および今後の治療方針

　TBIおよび歯周基本治療を行ったのち（図1、2）に、保存困難である、6│1 6、│7を抜歯。その後、全顎的にSRPおよび歯周外科を施行。再評価後にその後の補綴治療を含めて、歯周病担当医と治療相談を行った。
　今後の治療の選択肢として、
1. 臼歯部の残存歯をすべて残して6│1 6に歯周補綴（ブリッジ、可撤性義歯）
2. 最遠心歯である7│7、6│6を抜歯し、遊離端の可撤性義歯を製作
3. 最遠心歯である7│7、6│6を抜歯し、上下両側遊離端部にインプラント治療を適用（SDAもしくは第2大臼歯までの補綴介入）。将来的に予知性の低い上下両側小臼歯部にインプラント治療を適用
4. 予知性を考慮し、7 5 4│4 5 7、6│6を抜歯し、インプラント治療を適用

が挙げられる

　歯周炎患者にインプラント治療を適用する際には、これまでの可撤性義歯やブリッジと異なり、「残せるだけ残しましょう！」や「本当にダメになったときに考えましょう！」という曖昧な診断では、骨量の減少を招き、インプラント治療そのものの可否に大きな影響を及ぼしかねない。したがって、歯科医師は予後も含めた精密な診断と説明が重要になってくる。
　本症例では、残存歯の保護とバーティカルストップの目的から、4.の治療を選択し、清掃性を考慮して第1大臼歯までのSDAにて補綴治療を行った。上部構造装着後、7年が経過しているが、周囲炎などの問題もなく、現在まで経過良好である。

治療説明

〈歯周病担当医との治療相談〉

歯科医師 ブラッシングも上手にできるようになって、歯周ポケットも全体的に減ってきました。本当に歯周病もよくなりました。

患者 ありがとうございます。先生や歯科衛生士さんのおかげです。

歯科医師 いえいえ、〇〇さんの頑張りの成果ですよ！ただ、やはり右上と左上の歯はまだ歯周ポケットも深く、動揺もあって、将来的なことや咀嚼機能を考えると、抜歯をしてインプラントにしたほうが、入れ歯よりも残っている歯も守れますし、よいと思いますよ。

患者 このままずっと自分の歯では難しいですか？　もっと悪くなってからインプラントをしてもいいかなと思っているのですが……。

歯科医師 入れ歯やブリッジであれば、歯をぎりぎりまで残してから抜歯しても影響は少ないのですが、インプラントの場合には残っている骨の中に人工の歯根を植え込みますから、時間が経てば経つほどインプラント治療自体が難しくなることがあります。ですから、いま現在より少し先、たとえば3年後や5年後のことも考えて治療計画を立てなければならないことが、インプラント治療の難しいところなんですよ。

患者 よくわかりました！　いまのうちに治さないといけないところはしっかり治したいので、よろしくお願いします。

歯科医師 インプラントも周りの歯の歯周病の細菌が原因で悪くなることがありますから、いままでどおりしっかりとブラッシングをしていきましょう！

> **・POINT・**
>
> 患者にとって、抜歯という診断は、医科でいうがんの診断と同じくらい重篤な診断となるため、その根拠となる資料や抜歯後の治療方針についても明確に提示する。患者が納得できなければ「他の医院なら抜かなくてもよかったかも」と、あとでクレームに発展することも少なくない。

AFTER 予知性を考慮したインプラント治療を適用した（図3、4）。

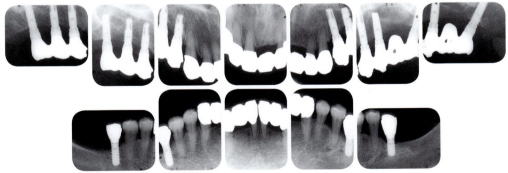

図❸　インプラント治療後のデンタルX線写真

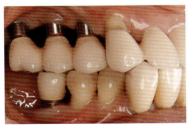 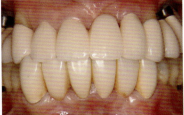 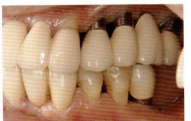

図❹　インプラント治療後の口腔内写真

3 歯周治療関連

15 | 歯周治療後のSPTの重要性

佐野哲也　東京都・はあとふる歯科医院

症例概要
患者：70歳、女性
主訴：左下奥歯が噛むと痛い
現病歴：2006年3月、当院にてう蝕治療。その後、歯周治療も行ったがSPTに応じず10年経過。左下奥歯に強い咬合痛があり、食事ができないため来院した

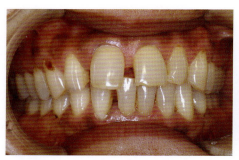

図❶　初診時（2006年3月）の口腔内写真

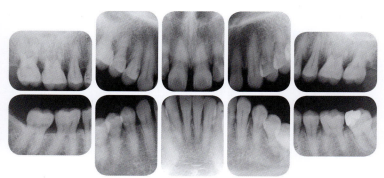

図❷　同、デンタルX線写真10枚法

図❸　初診時（10年前）の歯周組織検査表。PCR：47.3%

●診断および治療方針

2006年3月、7のう蝕による冷水痛を主訴として来院。インレーによる修復治療後、歯周組織検査とX線写真撮影を行ったところ、全顎的に中等度～重度の慢性歯周炎が認められた（**図1～3**）ため、歯周治療を開始した。歯周基本治療終了時点で娘さんが出産したため、SPTに移行することにしたが、その後、来院が途絶えた。

10年経過後、7の咬合痛が強くなったため来院したが、7は動揺度が3度あり、デンタルX線写真上で根尖付近に達する歯槽骨吸収像が認められたため抜歯を行った（**図4**）。デンタルX線写真から歯周炎が全顎的重症化し、抜歯も含めた包括的な治療が必要だとわかる。

しかし、図2、4のデンタルX線写真の比較からわかるように、歯周治療後にSPTを行わない場合、本症例と同じくらいの歯槽骨が失われる可能性がある。そのため、歯周治療だけではなく、本症例のSPTの重要性も患者に理解してもらい、実際に来院してもらうことが重要である。

以上の点を考慮し、本症例について、歯周治療開始前に、歯周炎の治療は治療期間中だけでなく、治療終了後も患者自身の治療への参加が必要だと説明することが重要である。

治療説明

患者 先生、10年前は娘の出産後もいろいろあって忙しかったのよ。10年ぶりに調べてもらったら、なんかだいぶ悪くなっちゃったみたいね。

歯科医師 10年前に歯周病の検査をしたときもお話ししましたけれども、当時の段階でけっこう重症（図3）でしたが、今回はもっと悪くなっちゃってるのですよ。

患者 最初はちゃんと磨いていたんだけど、別に痛くないし、忙しくなってきたらだんだん歯磨きしないようになっちゃったのよね。

歯科医師 歯周病は年に平均で骨が0.1mmずつ溶けていく病気です[1]。でも、その数字はあくまで平均値ですから、人によっては、もっと進行の早い方もいらっしゃいます。前に来院したときから10年で、これだけ骨が減りましたから、もう10年、今回のように定期健診に来なければ、同じくらい骨が溶けちゃうと思いますよ。

患者 そうしたら、骨が全部ない歯がほとんどよね？

歯科医師 おっしゃるとおりです。でも、いまちゃんと治して、定期健診に通えば、これ以上歯周病が進むのを止められるはずなんですよ。だから頑張りましょうね。

患者 定期健診で歯の汚れを取ってもらえばいいのよね？

歯科医師 もちろん定期的に来たときには、歯周病が再発しないようにクリーニングします。加えて、歯の根っこがむき出しで、むし歯になりやすいところにはフッ化物も塗って、むし歯の予防処置もしますよ。でも歯周病が再発したり、進行させないために最も大事なのは〇〇さんにやっていただく毎日の歯磨きなので、定期健診では必ず歯磨きをチェックします。それと〇〇さん自身に口の中を掃除することの大切さを思い出してもらうために、こういうお話しをするのです。

患者 歯科医院で診られると思うと、ちゃんと歯磨きしていこうって思うわよね。

歯科医師 誰だって、忙しかったりして、ちゃんとセルフケアできないときはあるものです。だからこそ、定期健診に通うことが重要なんですよ。

患者 わかりました。今回はちゃんと治したら、定期健診に必ず通うようにします。

【参考文献】
1) Needleman: Mean annual attachment, bone level, and tooth loss: A systematic review. J Periodontol. 89 Suppl 1: s120-139, 2018.

・POINT・

歯周炎は管理を怠ると再発する疾患であり、定期的なSPTが重要であることを、十分に説明することが必須である。

AFTER 初診時、歯周治療を完了し、一度病状が安定したが、その後の定期健診に応じず10年間放置。歯周炎が再発し、その結果として重度の歯槽骨吸収が認められる（図4）。

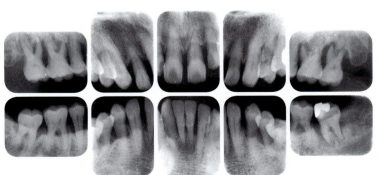

図❹ 10年後、再来院時のデンタルX線写真

3 歯周治療関連

16 歯内-歯周病変

矢ケ崎隆信　神奈川県・ヤガサキ歯科医院

症例概要
患者：52歳、女性
主訴：右上の奥の歯ぐきが腫れた
現病歴：1ヵ月半ほど前から右上の臼歯に揺れを感じていた。2週間前から歯ぐきが腫れてきたが治癒しないため、当院に来院した

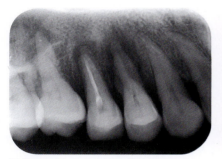

図❶　初診時の右側上顎臼歯部デンタルX線写真

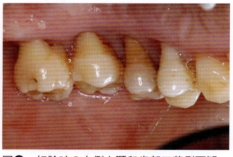

図❷　初診時の右側上顎臼歯部口蓋側面観

表❶　Simonの分類

①エンド由来の病変
②エンド病変後にペリオ病変を併発
③ペリオ由来の病変
④ペリオ病変後にエンド病変を併発
⑤それぞれ個別のエンド病変とペリオ病変が融合

●歯周病の診断と治療方針

プロービング値の最大値は、4|の口蓋側で7mm、5|の頰側遠心で10mm、動揺度はともに3度であった。X線写真より、根周囲から根尖部にかけた透過像が認められる（図1）。
歯周病の診断：5 4|重度慢性歯周炎（図2）
歯髄の診断：4|歯髄壊死（歯髄電気診［－］、温度診［－］、打診［＋］）
　　　　　　　5|既治療歯（歯髄電気診［－］、温度診［－］、打診［＋］）
根尖部周囲組織の診断：5 4|急性根尖性歯周炎

歯内-歯周病変の分類として、Simonの分類[1]が（表1）ある。今回のケースでは、4|は④のペリオ病変後にエンド病変を併発、5|は⑤のそれぞれ個別のエンド病変とペリオ病変が融合した、と考えられた。

歯内-歯周病変の場合、根管内に細菌が存在すると、そのままでは根尖周囲組織の治癒が見込めないため、歯内療法を行う必要がある。そこで、マイクロスコープなどを用い、根管内の細菌をできるかぎり少なくするように、感染歯質の削除と化学的な洗浄、緊密な根管充填を行った。歯内療法の治療と並行して歯周基本治療を行い、再評価後、深い歯周ポケットが残存したため、歯周組織再生療法を用いて歯周外科治療を行った。

患者は上顎左側の大臼歯が欠損しているため、右側咀嚼であったが、5 4|ともに動揺度3度であり、右側咬合時の咀嚼困難を訴えたため、暫間固定と咬合調整を行った。歯周組織再生療法後、プロビジョナルレストレーションにて経過観察を行い最終補綴処置に移行した。

今回のように、歯周病により骨の吸収が大きく、動揺度も強いケースに関しては、歯内療法、歯周治療をきちんと行うことに加えて、最終補綴までにプロビジョナルレストレーションなどで、歯周、咬合の状態を十分確認した後に最終補綴処置を行うことが大切だと考える。

治療説明

〈歯周基本検査後〉

患者 どうして歯ぐきが腫れたのですか？

歯科医師 歯周病といって、歯の周りの骨が減ってしまう病気と、歯の根の中を通っている管の中で神経が死んでしまい、細菌が繁殖して根の先に病気を作ってしまうことの両方が起きて、歯ぐきが腫れた可能性が高いです。

患者 X線写真の黒い部分は何ですか？

歯科医師 歯とあごの骨は白く写りますので、黒いところは骨が少なくなっているか、なくなってしまっているところです。

患者 歯周病と神経の死んでしまった歯の根の中は、どのように治療するのですか？

歯科医師 歯周病の治療と、歯の根の中の治療を両方行う必要があります。どちらかのみの治療では、病気が完全に治らない可能性があります。

まず歯周病ですが、歯の周りの汚れが原因のことが多いです。ですから、毎日、ご自身で汚れを取っていただくことが必要になります。また、歯周ポケットといって、歯と歯ぐきの境目の隙間の深いところに関しては、歯科医院で専用の器具を使って、歯についた硬い歯石を取る必要があります。ご自身のお掃除と、病院でのお掃除の両方を合わせないと治らない病気なのです。

歯の根の中の治療に関しては、歯科医院で治す治療です。死んでしまった神経の残りや、むし歯になってしまっている部分をきれいに取り除き、なるべく隙間がないように、緊密に人工的な材料を使って塞ぎます。そうすることで、再度細菌が増えるのを防げる可能性が高くなります。

患者 どちらの治療を先に進めるのですか？

歯科医師 どちらかのみの治療を行うのではなく、両方の治療を並行して進めていく場合が多いです。歯周病の治療は歯ぐきの病気を治す治療ですが、〇〇さんの歯周病は症状が進んでいますので治すのにも時間がかかります。

ですから、ご自身のブラッシングの状態を当院で一緒にみさせていただくのと同時に、根の中をきれいにする治療も進めていきます。その後、根の中に最終的な詰め物をし、歯の根の周りの深いところをきれいにして、歯ぐきの状態をみていきましょう。

患者 歯が揺れて噛みにくいのですが、噛めるようにしていただけますか？

歯科医師 右上の歯はだいぶ揺れていますので、固定といって、揺れる歯を繋いで歯の揺れを少なくしましょう。あまり硬いものは噛めないかもしれませんが、治療の間、ある程度は噛めるようになると思います。

【参考文献】

1）Simon JH, Glick DH, Frank AL: The relationship of endodontic-periodontic lesions. J Periodontol, 43(4): 202-208, 1972.

・POINT・

歯髄の診断のもと、歯内療法、歯周治療をきちんと行い、必要であれば補綴治療を行って咬合を安定させることが大切である。

AFTER 連結の最終補綴を装着。ポケットは5 4|ともに全周3mm以内でBOPもなく、動揺度も生理的範囲内と安定している（図3）。

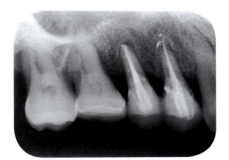

図❸ 根管充填後4年後のX線写真

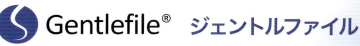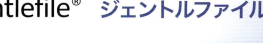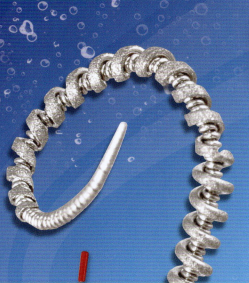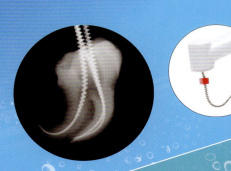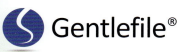

第2章

補綴

1. 補綴の選択
2. 義歯関連
3. クラウン・ブリッジ関連
4. インプラント関連

1 補綴の選択

01 歯を失った後の治療選択

谷田部 優　東京都・千駄木あおば歯科

症例概要
患者：45歳、女性
主訴：5̲が腫れて、噛むと痛い
現病歴：10年ほど前に6̲をう蝕で抜歯し、ブリッジにした。1、2年前から5̲の腫れと消退を繰り返している。最近、同部位の腫脹と咬合痛があり、ブリッジの動揺が気になってきた

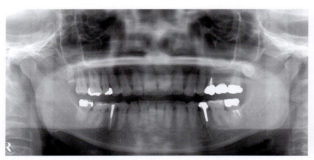
図❶　5̲抜歯前のパノラマX線写真

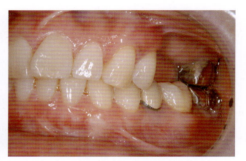
図❷　5̲抜歯後の口腔内写真

●診断および治療方針

　頰側の歯周ポケットは近遠心2㎜、頰舌側10㎜であり、パノラマX線写真（図1）、口腔内所見から5̲の垂直性歯根破折と診断した。ブリッジにわずかな頰舌的な動揺があるが、7̲の歯周ポケットは近遠心、頰舌側とも2㎜以下で、打診痛、冷水痛などはなく、支台歯としての負担能力は十分であると判断した。5̲を抜歯した後の2歯連続の欠損に対して治療方針を選択することになる（図2）。
　一般的な治療の選択肢は、
1．④5̲6̲⑦の生活歯のブリッジ
2．4̲と7̲を支台としたパーシャルデンチャー
3．5̲6̲部にインプラント
であろう。
　欠損の部位によっては補綴介入しないという方針も考えられるし、健全な智歯がある場合には移植という方法もある。歯列の状態によっては、矯正も考えられる。
　いずれにせよ、考えられる方法を患者に提示し、その利点と欠点をわかりやすく説明することが、信頼関係を得るためにも大切である。
1．ブリッジの場合は、咀嚼能力はほぼ以前と同じように回復できるが、天然歯を大きく削る必要があり、抜髄しなければならない場合もある。残存歯への負担も大きい。
2．パーシャルデンチャーの場合は、歯を削る量は少なく、比較的短期間に欠損部を修復できる利点がある。一方で、取り外しの面倒さや異物感、発音障害が起こることがある。
3．インプラントの場合は、基本的には両隣在歯の処置をせずに欠損部を修復でき、咀嚼効率はほぼ天然歯と同等である。一方、顎堤の状態、上顎洞の位置、付着歯肉の幅など、インプラントを埋入する部位の状態により、難易度、治療期間、費用が変わる。
　以上の点を踏まえたうえで、治療方針を誘導するのではなく、それぞれの処置の利点と欠点について時間をかけて説明する姿勢が大切である。

治療説明

〈歯根破折の診断後〉

患者 先生、歯を抜いた後はどうなるのですか。

歯科医師 もともと6番目の歯がないので、5番目の歯を抜くと、2本の歯が一度になくなります。不自由であれば、仮に取り外しの入れ歯を作ります。

患者 仮ですか。最終的にはどうなるのでしょうか？

歯科医師 抜いた後の経過によりますが、骨ができるまで半年ほど待ってから最終的なものを作ります。大きく分けて歯がなくなった部分を補う方法は4つあります。

患者 4つもあるのですか？

歯科医師 そうですね。1つは、いままでと同じブリッジ。2つ目は、取り外しの入れ歯。この場合は、先ほど言った仮の入れ歯と違って、入れ歯が動かないように少し歯を削ることになります。3つ目は、インプラントという方法があります。4つ目は、何もしないという方法があります。

患者 何も入れないのですか？

歯科医師 はい、ご自身が不自由でなければの話ですが。ただ、その場合は歯が移動してしまって、歯がないところにいざ何かを入れようと思ってもかえって大きく歯を削らなければならないこともあるので、マウスピースを入れてもらうなど、歯科医師による管理が必要です。

患者 インプラントって、人工の根を骨の中に入れるんですよね。

歯科医師 そうです。ですから、骨がしっかりしていないと難しいのです。インプラントは、両隣の歯に余計な負担をかけないというのが、他の治療と一番違う点ですね。ただ、〇〇さんの場合は、歯の根が折れてしまってから時間が経っているので、インプラントを入れるための骨が十分ではないかもしれません。無理をすると、副鼻腔にインプラントが抜け落ちてしまうことにもなるので、しっかりと検査しないといけません。

患者 ブリッジは歯が折れたので、もう入れたくないのです。入れ歯って針金が見えるのですか。

歯科医師 歯の根が折れたのは、神経のない歯に大きな負担がかかったからで、天然の歯の場合は、折れることは少ないかと思います。ただ、被せるためには大きく削る必要はありますし、神経の治療が必要になるかもしれません。入れ歯は確かに針金が見えるのが基本ですが、目立ちにくい入れ歯もあります。もし、取り外しに抵抗がないようなら詳しく説明します。

患者 詳しいご説明をありがとうございます。インプラントに興味があります。入れ歯をしばらく使ってみて、インプラントにすることはできますか。

歯科医師 もちろんできます。ただ、いま決める必要はないですよ。骨がしっかりできるまでは半年近くかかりますから、それまで仮の入れ歯で様子をみることもできます。何かわからなければ、いつでも聞いてください。

•POINT•

修復処置の利点と欠点をわかりやすく説明し、決して誘導しないことが大切である。

AFTER 結局、この患者さんは、GBRの必要性などの説明を受けたうえで、ノンメタルクラスプデンチャーを選択した（図3）。

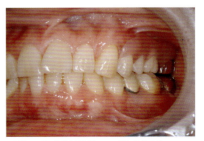

図❸ 義歯装着後の口腔内写真

2 義歯関連

01 パーシャルデンチャーによる欠損修復を始める前の治療説明

谷田部 優　東京都・千駄木あおば歯科

症例概要

患者：65歳、女性
主訴：義歯でうまく噛めない。右上の小臼歯を抜歯したまま放置しているので治したい
現病歴：30年ほど前からう蝕によってクラウンになり、15年ほど前に下顎の歯を失って義歯になった。その後、抜歯と義歯製作を繰り返している。現在の義歯は数年前に製作したが、1ヵ月ほど前に2┃が歯冠破折して噛みづらくなった

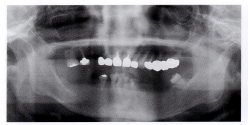

図❶　初診時のパノラマX線写真

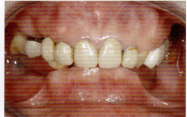

図❷　咬合時の正面観

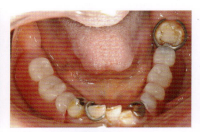

図❸　下顎義歯装着時

●診断および治療方針

過蓋咬合であり、下顎前歯は唇側が咬耗している。上顎左側の咬合平面は乱れており、下顎左側の顎堤吸収が著しい（図1、2）。下顎義歯は、2┃の歯冠破折により、維持安定の不良を認める（図3）。┃4は歯根破折で半年前にブリッジを切断、抜歯したまま放置している。臼歯部での咬合支持はない。残存歯の歯周ポケットはすべて2mm以下で動揺はなく、プラークコントロールは良好である。また、患者自身、夜間の噛みしめを自覚しているが、顎関節症の症状はない。以上より、咬合高径の低下と咬合平面の乱れに伴う義歯の安定不良による咀嚼障害と診断した。

問題点を解決するために、下顎の治療用義歯により咬合挙上と咬合平面の改善を行い、適応後に上下顎ブリッジを製作し、その後、下顎の最終義歯を製作することにした。夜間は上顎前歯を保全するために、下顎に床付きのスプリント装着を計画した。

咬合挙上を伴う咬合再構成を行うことは、顎機能障害や不快感を起こす可能性があるため、不必要な咬合挙上は控え、慎重に行うべきである。咬合挙上する際は、

1. 適応できる挙上量
2. 咬合挙上の方法（スプリント利用、旧義歯利用、治療用義歯利用、プロビジョナルレストレーション利用）
3. 歯冠／歯根比の悪化
4. オーバージェットの拡大
5. 外観の変化

などに注意をして、患者に負担のない方法で治療計画を立てる。

一般臨床では、義歯の再製作を希望して来院されたものの、口腔内を診たときに義歯の製作だけでは済まず、全顎的な治療が必要になる場合も少なくない。全顎的な治療の必要性、期間はどのくらいか、費用はどの程度かなどを患者がわかるように説明することが大切である。

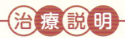

治療説明

〈X線写真、模型を用いて説明〉

歯科医師 検査の結果ですが、下の前歯がだいぶ短くなっていて、嚙み合わせが低くなっているようです。

患者 そうなのです。下の前歯がだんだん見えなくなってきているのです。

歯科医師 もともとは見えていたのですね。歯の高さが十分でないと入れ歯も安定しないので、最終的な入れ歯を作る前に、仮の入れ歯を使って嚙み合わせを高くしたいと思っています。上の歯も左右の高さが違うので揃えたいと思います。

患者 仮の入れ歯を作るのですか？

歯科医師 はい。どのくらい高くできるのかは様子をみないとわかりません。上の歯と下の歯のバランスも揃えなければなりませんので、いきなり最終的な入れ歯はできないのです。

患者 左側ではよく嚙めませんし、入れ歯もよく壊れます。治りますか？

歯科医師 歯の並びに乱れがあると、入れ歯に必要以上の力がかかって、壊れやすくなったり、嚙むと痛くなったりします。ですから、最終的な入れ歯を作る前に、仮の入れ歯で全体のバランスを整え、そのうえで問題ないかを確認したいと思っています。（※上顎欠損部の修復は、選択肢を説明したうえでブリッジとした『歯を失った後の治療選択』[P.84]を参照。）

患者 治療が終わるまでにどのくらいかかるのでしょうか。

歯科医師 まずは、仮の入れ歯で徐々に嚙み合わせを高くしていきます。顎が痛くならないか、食べるのに不自由がないかを確認した後に、左右の歯の乱れがないように、上の被せ物を作ります。見た目も含めて食事や会話に問題ないことが確認できたら、上の被せ物に合わせて下の前歯をブリッジにして最終的な入れ歯を作ります。根の治療も含めると、1年以上はかかってしまうかもしれません。

患者 たいへんなのですね。頑張って通います。費用はどのくらいかかるのでしょうか。

歯科医師 いまお話ししたことは治療の流れですが、それぞれ健康保険による治療でも、保険外の治療でも可能です。強度や精度、見た目、違和感など、治療の方法で違いがあります。ブリッジも義歯もすべて保険外で治療する場合は、だいたい〇〇～〇〇円程度になるかと思います。保険外のものでもいくつか選択肢がありますので、いまの段階で考えられる治療方法の違いと治療費の概算をまとめておきます。治療の過程で方針を変えなければならないこともありますので、そのつど確認いたします。わからないことがあれば、いつでも聞いてください。

【参考文献】

1）兒玉直紀：エビデンスに基づいた咬合挙上の実践．デンタルダイヤモンド，43（2）：25-48，2018．

•POINT•

大がかりな治療は時間も費用もかかる。患者の不安を取り除いて治療の必要性を理解できるように、丁寧に説明することが大切である。

AFTER

最終的には前歯部で5mm程度咬合挙上を行い、咬合平面の乱れを改善した（図4）。就寝時は、上顎前歯への過重負担を避けるために、下顎に臼歯支持のある咬合挙上床を装着してもらっている。

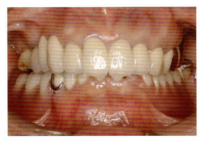

図❹ 最終補綴終了後の咬合時の正面観

01 パーシャルデンチャーによる欠損修復を始める前の治療説明

2 義歯関連

02 パーシャルデンチャーの種類

佐藤雅之 千葉県・エムデンタルクリニック

> **症例概要**
> 患者：72歳、女性
> 主訴：3年ほど前に上の入れ歯を製作したが、見た目と発音への違和感が大きい
> 現病歴：3年前に上顎レジン床義歯を作ったが、厚みが気になって発音しにくく、前歯のクラスプが気になる。また年々、前歯部が出てきたような気がしてきた

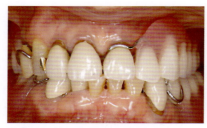
図❶ 旧義歯装着時の正面観

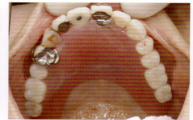
図❷ 上顎旧義歯装着時の咬合面観

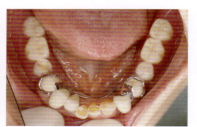
図❸ 下顎の咬合面観

●診断および治療方針

上顎レジン床義歯について、$\underline{1}$のワイヤークラスプによる審美障害と、口蓋を被覆しているレジン床が厚いため発音障害が起きていると判断した。また、下顎の咬合平面に乱れはないが、前歯部の被蓋および$\underline{4}$のクラウンの歯冠形態と、上下顎の咬耗の大きさから咬合高径の低下が考えられる。そのため、前歯部が前突傾向となったと判断した。

本症例は上顎義歯の再製作を行うこととした。

義歯製作に際し、発音障害に対する対策、咬合高径の低下への対策、審美性を考慮した支台装置について説明が必要であろう。

1. 発音障害の対策として、金属床を選択することにより床の厚さを薄くする
2. 咬合高径の低下と、審美性を考慮した支台装置への対策として
　1）$\underline{4}$の歯冠補綴を行う際に挙上し、それに伴い前歯部も歯冠補綴を行い、被蓋の改善を図る。上顎義歯はノンメタルクラスプデンチャーなどの審美性を配慮した支台装置を選択する
　2）臼歯部の咬合支持が少ないこと、咬合力が強いことを考慮して、根面アタッチメントやコーヌステレスコープなどを用いたオーバーデンチャーを選択する

以上のことを説明するにあたり、治療期間、治療費用、また治療法の利点と欠点をわかりやすく説明することが大切である。

- 基本的に、最終補綴物が保険診療の範囲内か、自由診療も含めて治療が可能であるかにより材料や支台装置の選択肢が変わること
- 歯冠補綴により咬合挙上を行う場合、上顎残存歯への負担が大きくなる。また、前歯部に支台装置を設定しなければならないため、審美的な点で問題が残る可能性があること
- オーバーデンチャーを選択した場合、義歯により上顎歯列を作ることができるため審美的な回復は可能であるが、義歯を外した際に歯冠がなくなるため、患者の精神的な苦痛が新たに生まれる可能性があること

以上の点を踏まえたうえで、治療方針を誘導するのではなく、患者が一つ一つ理解していることを確認しながら治療を進めることが大切である。

治療説明

患者 いま使っている上の入れ歯は、入れていると話しにくいです。どうにかなりませんか？

歯科医師 上顎（うわあご）を大きく覆っていて、かなり厚めにできていますよね。

患者 そうなんですね。もう少し小さくなりませんか？

歯科医師 この歯の残り方だと、上顎（うわあご）を大きく覆うことは避けられないですね。

患者 では、厚みを薄くすることはできますか？

歯科医師 この入れ歯はプラスチックを使っていて、割れないようにするために金属の補強線が入っているので厚くなっています。金属を使うとかなり薄くできますよ。

患者 その他に金属にするとよい点はありますか？

歯科医師 プラスチックより熱の伝導率がよいので、食べ物の温度も感じられるようになります。ですので、食事がおいしく感じられるのではないですかね。

患者 そうですか。検討してみようと思います。あと前歯が出っ歯に見えるのと、入れ歯のバネはどうにかなりませんか？

歯科医師 そうですね。長年にわたって歯が磨り減り、噛み合わせが低くなっているために前歯が出っ歯になってきています。噛み合わせの高さを修正するために、上の歯の被せ物を作り直す必要があります。その後に入れ歯を作っていきます。

患者 そうするといまと同じように、前歯に金属のバネを使うのですか？

歯科医師 この場合は、歯肉と同じ色の弾力性のある樹脂を使った入れ歯があるので、それを選択すればバネは見えなくなりますよ。

患者 私は噛む力が強いです。新しく作った被せ物は長持ちしますか？

歯科医師 奥歯の噛み合わせが少ないために、上の歯の負担が大きくなっています。とくに右上の犬歯以外は神経を取っている歯で、過大な力がかかると根が割れる可能性があります。入れ歯が入っているときは咬む力が分散するのですが、外したときに残っている歯に力が集中することが考えられますからね。別の方法として、残っている歯に歯の形の冠を被せるのではなく、根の上に磁石のような、入れ歯を維持するためのアタッチメントを設定して、入れ歯に組み込む方法があります。この場合、バネは使わず入れ歯だけで歯並びを作るのできれいにできますよ。

患者 でも、残っている歯が根だけになるということは入れ歯を外したときに歯がまったくなくなるのですよね。どの方法も一長一短ですね。

歯科医師 そうなんです。歯に冠を被せる方法にしても、根だけにする方法にしても、それぞれよい点と悪い点があります。これから治療が始まるので、急いで決める必要はないですから、治療を進めるなかでゆっくり相談しながら決めていきましょう。もし、わからないことや不安に思うことがあれば、何でも相談してくださいね。

•POINT•

口腔内の状態に応じて、義歯の設計、支台歯の種類、使用材料の利点、欠点を平易な言葉で説明することが肝要である。

AFTER 結局、3|の根面アタッチメントを用いたオーバーデンチャーを選択した。（図4）。

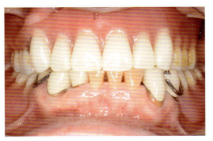

図❹ オーバーデンチャー装着時の正面観

02 パーシャルデンチャーの種類

2 義歯関連

03 即時義歯

佐藤雅之　千葉県・エムデンタルクリニック

症例概要
患者：56歳、男性
主訴：上のブリッジがグラグラする
現病歴：10年ほど前に作った上のブリッジが、最近グラグラするようになってきた

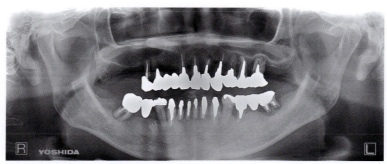

図❶　初診時のパノラマX線写真

●診断および治療方針

⑤④３２①ブリッジが支台歯の歯根破折やう蝕のため脱離している。また、|１〜３も根面う蝕のため保存が難しい。|４〜６は連結冠で、支台歯にはう蝕があるものの動揺や痛みなどはない。

下顎については残存歯の状態がよくないが、現在、患者は問題を訴えていないこと、咬合平面に大きな乱れがないこと、義歯が初めてであることを考慮して、上顎から治療を始めることとした。

⑤④３２①ブリッジ、|１２クラウンを除去、支台歯すべてを抜歯する予定となり、前もって印象採得、咬合採得を行い即時義歯を製作した。

抜歯により欠損が生じる場合、臼歯部の小規模の欠損で咬合関係や機能的に影響が少ない場合には、抜歯窩の治癒を待って欠損補綴を行う。しかし、大規模な欠損になる場合や咬合関係が失われ機能的に問題を来す場合、前歯部の欠損を伴う場合は、抜歯窩の治癒を待ってから補綴を行うと、日常生活に支障を来すことが考えられる。

そこで、抜歯前に印象、咬合採得を行い、抜歯後の欠損を想定した暫間的な義歯を製作しておき、抜歯した日に装着する。このような義歯を即時義歯といい、欠損になることによる患者の不安を軽減し、見た目とある程度の機能を回復、保全することが可能となる。

即時義歯による暫間補綴を行う際には、

1. 抜歯窩の治癒にかかるおおまかな時間の流れと、治療に伴う顎堤形態の変化をわかりやすく説明すること。
2. 顎堤形態の変化に伴い義歯の適合が悪くなるので、調整や修理が必要であると説明すること。
3. 前歯部欠損の場合、審美的にはある程度回復するものの、発音のしづらさや装着時の違和感を伴う可能性があることを説明すること。

以上を踏まえて、患者にわかりやすく説明することにより、これから起こる欠損に対する不安の軽減に努めることが大切である。

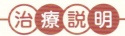

治療説明

〈口腔内診査が終わって〉

患者 先生、ブリッジがグラグラになっているのはなぜなのでしょうか？

歯科医師 X線検査より、右上のブリッジの土台となっている歯がむし歯になり、根から外れている状態になっています。ブリッジに付いている歯も揺すられているため、状態はよくないですね。

患者 他の歯はどうですか？

歯科医師 このブリッジの左隣の2本の歯も、むし歯がかなり深く進んでいます。加えて、左上の奥歯も同じですね。両方の下の歯も、奥歯のブリッジで支えている歯の周りの骨がかなり溶けていますね。

患者 これからどうなっていくのですか？

歯科医師 下の歯はいまのところ、痛みなどの問題がないので、まずは上の歯から治療を始めていこうと思います。左上の奥歯を残して、ブリッジとその隣の歯は抜き、入れ歯になります。最初は左上の奥歯はそのままにし、その歯に入れ歯のバネをかけるような部分入れ歯を使ってもらおうかと思います。

患者 歯を抜いた後、入れ歯ができるまで歯がないままで過ごさなければならないのですか？

歯科医師 通常は歯を抜くと、歯肉の傷が治って落ち着いてから入れ歯の型を採るのですが、今回は前歯がないまま過ごしていただくわけにもいかないので、いまのブリッジの状態で型を採ります。<u>前もっていまのブリッジに近い歯並びの入れ歯を作っておいて、抜いた日にその入れ歯を使い始めてもらいます。</u>

患者 それならば前歯がないまま過ごすことはないですね。

歯科医師 そうです。ただ、歯を抜いた後、歯肉の形が時々刻々と変わってくるので、入れ歯が合わなくなってきます。それから、上顎（うわあご）を入れ歯で覆うので、少々話しにくくなるかもしれません。

患者 前歯がなくならず安心ですが、入れ歯が合わないまま使い続けなければならないのですか？

歯科医師 抜いた後の歯肉の傷は1週間くらいで治りますが、抜歯した穴の肉が上がってくるまでには1～2ヵ月かかります。傷が治った時点で仮に入れ歯の内面を合わせておき、その後は変化を見ながら調整していきます。

患者 わかりました。あと、話しにくさについてはどうなのでしょうか？

歯科医師 慣れてくる部分もあるでしょうが、これについても厚みや長さなどを調整していきます。使ってもらって、発音しにくい言葉などがあれば教えてください。入れ歯のどの部分が邪魔をしているのかがわかるので。

患者 この入れ歯はずっと使えるのですか？

歯科医師 歯を抜いたところの歯肉が落ち着いて、他の歯の治療が終わったときに、入れ歯に問題がないようであれば、そのまま使ってもらって構わないと思います。これらのことは、治療が進んだときに改めて相談させてもらおうかと思います。まずは、じっくりと悪いところを治していきましょう。

•POINT•

義歯を用いることで、抜歯により喪失する歯列を最小限にすることと、使用する義歯に対して起こり得る問題点を事前に説明することにより、患者の不安を軽減することが重要である。

AFTER

左上の臼歯部を残し、即時義歯に慣れたころから、左上の臼歯部の抜歯を行い、増歯修理を行った。その間、顎堤の変化に対しては粘膜調整材により適合を図った。その後、下顎についても両側の臼歯部の抜歯を要するため即時義歯で対応した。
最終的に上顎は総義歯、下顎は臼歯部のパーシャルデンチャーを改めて製作した。

2 義歯関連

04 パーシャルデンチャー製作時の前処置の必要性

佐藤雅之　千葉県・エムデンタルクリニック

> **症例概要**
> 患者：60歳、男性
> 主訴：7̄6̄、6̲7̲に入れ歯を作りたい
> 現病歴：半年ほど前に右上の奥歯を抜いた後、食べにくさを感じた

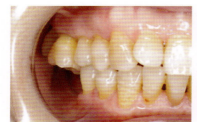
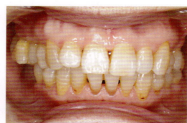
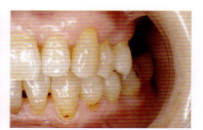

図❶　初診時の口腔内写真、右側　　図❷　同、正面観　　図❸　同、左側

●診断および治療方針

　残存歯に治療すべきう蝕はなく、歯周ポケットは全体的に2〜3mmで動揺はない。口腔内所見から、7̄6̄、6̲7̲に片側処理のパーシャルデンチャーにより補綴を行うこととなった。支台歯は、4̲5̲、5̄4̄とした。スタディーモデル上でのサベイングおよび仮設計を行った結果、前処置として以下の2つを行うことにした。

1. 4̲近心と5̲遠心にレストシートとガイドプレーンを形成、5̲の頬側軸面の形態修正を行いサベイラインを変更
2. 4̄近心にレストシートとガイドプレーン、5̄近心にレストシート、近遠心にガイドプレーンを形成、また対合の6̲が挺出しているため、6̲の歯冠形態をエナメル質の範囲内で修正

　まずは、製作するパーシャルデンチャーの設計の概要を説明し、選択した支台歯やクラスプの設定位置などを説明し、同意を得ることが重要である。可能であれば、他の症例で同じような設計の口腔内写真などを提示すると患者の理解は深まる。

　次に前処置についてであるが、患者はパーシャルデンチャーによる補綴の場合、歯を削らないと誤解していることがしばしばある。しかし、設計原則に従って設計したパーシャルデンチャーの支台歯には、レストシートやガイドプレーンの付与、またサベイラインが不適切な場合、歯冠形態の修正が必要であり、この必要性を患者にわかりやすく説明しなければならない。言葉で説明しても理解するのは困難なため、スタディーモデルを提示しながら視覚的にわかりやすく説明することは有効な手段である。

　初めて義歯を装着する患者の場合、とくに義歯そのもの（クラスプなどの構成要素）について理解できていなかったり、「バネをかけた歯からダメになる」など誤った理解がなされていることがある。歯科医師は、患者の義歯への理解を深めるために平易な言葉で、かつ模型や写真や図などを用いて、視覚的にわかりやすく説明する必要がある。その際、前処置の意義についても具体的に説明しなければならない。

治療説明

歯科医師　お口の中を全体的に診査した結果、むし歯や歯周病の問題はありませんね。歯の抜けている歯肉についても、顎の骨が痩せていないので状態は良好です。ただ、歯並びについては下の歯は問題ないのですが、上については右の奥歯が少し伸びています。これは長い間、下の歯がなかったことが原因と考えられます。今回は入れ歯が初めてということもあって、設計はなるべく小さく片側で収まるようにしました。入れ歯を支える歯は、歯のない部分の手前の2本を使います。

患者　やっぱり、歯がないままにしておくと影響があるのですね。ところで、バネをかけた歯は負担がかかりすぎてダメになっていくような話を聞いたことがあるのですが、どうなのでしょう？

歯科医師　部分入れ歯は確かに歯にバネをかけて入れ歯を固定しますが、合っていなかったり、きつすぎたりすると歯に必要以上の負担がかかってくるので、その結果ダメになっていくのです。

患者　それでは、負担のかからないようにするにはどうするのですか？

歯科医師　歯を失わなければ、歯にバネをかける必要性はありません。しかし、入れ歯を入れなければならなくなってしまったために、バネによって歯に負担が必要以上にかからないように、歯の形を整える必要があるのです。

患者　えっ、入れ歯の場合、歯を削らなくてよいのではないのですか？

歯科医師　ブリッジほど削りませんが、歯の形を整える必要はあります。

患者　そうなのですか？

〈義歯のサンプルを見せながら〉

歯科医師　これが一般的に使われている入れ歯のバネです。入れ歯が動かず、外れないように、歯を取り囲むように腕が延びています。それと、噛んだときに歯に適切な力が伝わるよう、また、入れ歯が必要以上に沈み込まないように、ストッパーがあります。食べるときにこのバネが歯から離れると、歯に過度な力がかかってしまうのです。

患者　私の場合はどうなるのでしょうか？

〈模型を見せながら〉

歯科医師　今回の場合、左上の奥歯と右下の奥歯に入れ歯を入れる予定です。歯のないところの手前の2本の歯にバネをかけますが、このままでバネをかけると噛み合わせが変わってしまったり、歯に過度な力がかかるようなバネをかけなければならなくなります。そのために、少し歯の形を整える必要があります。

患者　それは歯のどの部分ですか？

歯科医師　左上については手前の2本の歯のこの部分（模型の4の近心、5の遠心の辺縁隆線を指して）にバネのストッパーがくるように溝を作ります。あとこの部分（5の頬側隅角および遠心軸面と4の口蓋側近心軸面を指して）は歯の形態がなだらかになるように形態修正を行います。右下については、同じように手前の2本の歯のこの部分（4の近心、5の近心辺縁隆線を指して）にストッパーの溝を、そしてこの部分（4の舌側近遠心軸面と5の舌側近心軸面および遠心軸面を指して）の歯の形態をなだらかになるよう修正します。また、右上の奥から2番目の歯が伸びているので、短くなるように歯の形を整えます。

患者　でも、歯を削るとしみるようになったり、むし歯になりやすくなったりしませんか？

歯科医師　歯の形を整えるのは、エナメル質の厚みの範囲で行うので、しみるようになることもなく、またむし歯になりやすくなることもないのですよ。

患者　それなら安心しました。

•POINT•

言葉で説明するのではなく、仮設計の描いてある研究用模型や義歯のサンプルなど用いて視覚的にわかるように、平易な言葉で説明することが重要である。

05 | 義歯装着後の注意と指導

犬飼周佑　神奈川県・犬飼歯科医院

症例概要
患者：65歳、女性
主訴：入れ歯が壊れたから作り直したい
現病歴：上顎の義歯にヒビが入っていることに気づいていたが、問題なく使用できていたため放置していた。新たに5のクラウンが脱離し、義歯のヒビも大きくなってきたため受診した

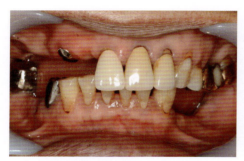

図❶　義歯装着前の口腔内写真

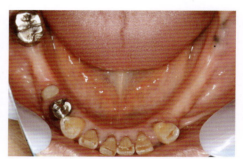

図❷　5根面被覆後の口腔内写真

●診断および治療方針

クラウンが脱離した5に歯根破折は認められなかったが、歯質残存量が少なかったため、本来、抜歯適応であるが、患者の希望により残根状態で保存することとなった（図1、2）。下顎は義歯を増歯修理したうえで、義歯破折を繰り返していた上顎とともに義歯を新製する治療方針となった。

義歯の取り扱い方法や新義歯の装着後に起こると思われる点について、義歯装着に際して、基本的なことでもしっかりと説明することが信頼に繋がると考えられる。

1. 義歯は道具であり、新義歯は新しい道具であるため、最初は違和感があることや痛みが出ることを理解していただく。
2. 新義歯が入ると、患者は最初から何でも食べることができると思いがちである。最初は食べづらいため硬すぎないものから慣らしていき、また、食品を細かくするよう指導する。
3. 水平被蓋量の少なさに起因するが、そうでなくても装着直後は咬頬、咬舌が起きやすい。最初は時間をかけて咀嚼していき、新しい嚙み方に少しずつ慣れていくことを伝える。
4. う蝕、歯周病、義歯性口内炎、口腔カンジダ症などを引き起こさないために、食事を終えたら義歯を外し、残存歯のブラッシングとともに義歯の清掃を行うことを指導する。
5. 基本的に、就寝時には義歯を外す必要がある。ブラシを用いた機械的清掃はデンチャープラークコントロールの基本であり、義歯洗浄剤による化学的洗浄に超音波洗浄を併用することで、高い効果を期待できることを伝える。
6. 義歯装着直後は話しづらさがあるが、少しずつ慣れてくることを説明する。

患者によって当然、新義歯への適応能力の差はあるが、説明がなく義歯に関する問題が起きるのと、事前に説明を受けるのとでは、それ以降の患者からの信頼度についても異なってくる。

治療説明

歯科医師 本日、新しい入れ歯が入りました。入れ歯を使ううえでの注意事項があるので、いままでもご使用されていたのでご存じかとは思いますが、一緒に確認していきましょう。

患者 お願いします。

歯科医師 食事では、最初は軟らかいものから食べるようにして、少しずつ慣れてきてから、硬いものを食べるようにしてください。

患者 はい、気をつけます。

歯科医師 最初は、頬や舌を噛みやすかったりします。注意しながら食べていると、そのうち慣れて、噛まないようになると思います。それでも頬や舌を噛むようであれば、調整で対応できることもありますので、次回以降におっしゃってください。

患者 わかりました。

歯科医師 食事が終わった後は、毎食後、必ず外して清掃するようにしてください。

患者 毎食後ですか？ なぜでしょうか？

歯科医師 そのままにしておくと、粘膜にとっては不衛生だからです。むし歯や歯周病、口内炎などの原因ともなりますので、入れ歯もきれいにして、ご自身の歯も歯ブラシで清掃してから、入れ歯を入れるようにしてください。

患者 入れ歯を清掃するときは、歯磨剤を使用してきれいにしたほうがよいですか？

歯科医師 歯磨剤には研磨剤が入っているため、入れ歯の表面が傷ついてしまい、細菌が付着しやすくなります。歯磨剤は使わずに入れ歯専用のブラシなどで清掃するようにしてください。洗面台に水を張って清掃すれば、万が一、落としたときも壊れなくてすむと思います。また、超音波洗浄が可能であれば、より効果は期待できます。

患者 そうなのですね、知りませんでした。

歯科医師 寝るときは入れ歯を外すようにしてください。就寝時に入れ歯洗浄剤に浸けておくと、薬剤の効果によって微生物の除去や殺菌効果が期待できます。

患者 やってみます。

歯科医師 最初のうちはしゃべりづらかったり、違和感があったりすると思います。少しずつ慣れていくと思います。

患者 どのくらいで慣れてくるでしょうか？

歯科医師 人によって適応能力に差はありますが、3週間くらいといわれています。また、いまは痛みがないと思いますが、使い始めると沈み込んできて、痛みが出てくることがあります。我慢できないときは、無理せず外すようにしてください。そして次回、どこが痛かったかを教えてください。

患者 入れ歯ってけっこうたいへんなのですね。

歯科医師 入れ歯も道具なので、上手に使いこなす必要があります。とくに、新しい道具は最初は使いづらいと思いますが、少しずつ慣れていくことで、いままで以上に機能を発揮することができると思います。調整して改善できるところもありますので、次回、どうだったか教えてください。

患者 頑張って使ってみます！

・POINT・

いままでに説明していても、再度説明することで改めて認識していただくこともあるので、はじめて義歯を装着する患者と同様に説明する必要がある。

AFTER 今回、患者は壊れにくく違和感の少ない義歯を希望していたため、金属床義歯を選択した（図3）。

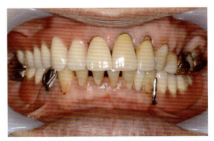

図❸ 金属床義歯装着後の口腔内写真

2 義歯関連

06 義歯はどのくらいもつのか

犬飼周佑　神奈川県・犬飼歯科医院

症例概要
患者：63歳、女性
主訴：入れ歯が安定しない
現病歴：義歯が沈み込んで痛みが出ているため、義歯は使用していない

●診断および治療方針

旧義歯は支持要素が不十分なため、義歯の沈み込みが強く、痛みが認められ、義歯の新製が必要と判断された（図1）。また、骨隆起を認め、強い咬合力が疑われたため、義歯の設計に配慮が必要と考えられた。

治療方針に義歯を選択するメリットの一つとして、将来のトラブルへの対応が可能なことが挙げられる。義歯装着後、何に注意する必要があるか、長期にわたって義歯を使用し続けるために必要な以下の5点を患者に説明することが大切である。

1. 義歯の使用中止となる3大理由の一つに「支台歯の喪失およびう蝕」が挙げられる。支台歯はクラスプやレスト、義歯床と接触することから自浄性の低下により、プラークが残存しやすく、う蝕、歯周病に罹患しやすい。そのため、それぞれの支台歯に合わせた十分な口腔衛生指導が必要である。

2. 義歯装着後、次第に顎堤が吸収することによって、義歯の不適合が生じる。義歯が繰り返し沈下することで、義歯の破折や支台歯の負担増大に繋がる。そのため義歯の適合状態をメインテナンス時にチェックすることが必要である。また、顎堤吸収を可能なかぎり少なくするため、動かない義歯の設計を歯科医師は考える必要がある。

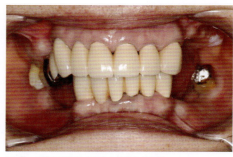

図❶　義歯製作前の口腔内写真

3. 義歯を長期的に使用すれば、人工歯の摩耗が認められ、咬合干渉や義歯の転覆に繋がることもあるため、メインテナンス時の咬合調整が必要である。

4. 義歯の設計を考えるときに、義歯の動揺を最小とする設計を考慮する必要がある。また、残存歯の状態はすべて均一ではなく、将来、喪失の可能性のある歯が認められる場合は増歯修理が可能となる設計にし、患者へも修理で対応可能な旨を説明する。

5. 問題がなければ歯科医院に来院しなくてもよいと、患者は思いがちである。定期的なメインテナンスで義歯の適合状態、咬合状態、支台歯の清掃状態の確認が必要なことを説明する。

長く義歯を使用し続けるためにも、義歯装着後すぐに残存歯が喪失して義歯が使えなくなり、患者の満足度が低下しないような対応が必要である。

治療説明

患者 先生、新しい入れ歯は、どのくらいの期間使えますか？

歯科医師 過去の調査では、5年で6割近くの入れ歯が使わなくなったとわかっていますが、入れ歯が壊れたり、入れ歯のバネがかかっている歯がむし歯になったりして、入れ歯が入らなくなる状況にならなければ、基本的には長い期間、使用可能です。とくに入れ歯のバネがかかる歯は、バネがかかっていない歯よりも汚れが残りやすく、むし歯や歯周病にかかりやすいです。そのため、清掃は他の歯よりもさらなる注意が必要です。

患者 むし歯にならないようにしたほうがよいですね。バネが壊れないようにするにはどうしたらよいですか？

歯科医師 合わなくなった状態の入れ歯を使い続けるとバネが壊れたりすることもあるので、歯科医院で、定期的に入れ歯の適合状態を確認させていただいたほうがよいと思います。あとは、自分でバネを調整しようとしたり、入れ歯の内面を削ったりすると、余計に壊れたり合わなくなったりしますので、絶対にやらないでください。

患者 わかりました。自分で入れ歯が合わなくなったことに気づくでしょうか？

歯科医師 ご自身では気づきにくいです。長く入れ歯を使っていると粘膜の部分が少しずつ痩せていくので、入れ歯と粘膜の間に食べ物が入りやすくなったり、入れ歯が動きやすくなることで残っている歯が揺すられたりしてきます。また、入れ歯にヒビが入ったままで使用を続けても、入れ歯は動きやすくなります。入れ歯が動かないように裏打ちをして、入れ歯と粘膜をぴったり合わせたり、ヒビを修理したりすることで対応が可能な場合もあります。

患者 調整で何とかなるかもしれないのですね。

歯科医師 また、長期間経つと、嚙み合わせも変わってくるので、定期的に嚙み合わせの確認と調整が必要です。

患者 もし、むし歯や歯周病で歯を失ったら、いまの入れ歯は使えなくなりますか？

歯科医師 必ず使えなくなるわけではありません。歯を失ったとしても、入れ歯に歯を足す修理をして、いまの入れ歯をそのまま使用することが可能な場合もありますので、心配いりませんよ。ですが、なるべくご自身の歯が失われないようにしていきましょう。

患者 痛みがなく、入れ歯に問題がなければ、歯科医院に通わなくても大丈夫ですか？

歯科医師 調子がよくても定期的にチェックを受けてください。入れ歯の状態が悪くならないために、入れ歯と粘膜との適合状態や嚙み合わせ、入れ歯のバネ、むし歯の有無を確認します。また、チェックのときにお口の中全体をクリーニングしていくことが、歯周病の進行を防ぐことに繋がりますので、定期的に確認していくことで、現状維持できるようしていきましょう。

患者 はい、頑張ります。

• POINT •

患者は痛みがなければ問題がないと思いがちなため、長くもたせるためにも定期的な義歯の確認が必要なことを伝えるべきである。

AFTER 近い将来、失われる可能性のある歯が認められたため、増歯可能な設計とした（図2）。

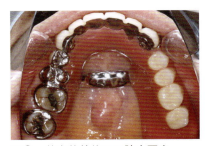

図❷ 義歯装着後の口腔内写真

06 義歯はどのくらいもつのか

2 義歯関連

07 総義歯製作前の治療説明
他院で作った義歯が痛くて噛めない

鈴木哲也　東京医科歯科大学大学院　口腔機能再建工学分野

症例概要
患者：82歳、男性
主訴：噛むと痛くて食べられない
現病歴：3年前に作った義歯がガタガタして外れやすく、見た目も悪かったので、2ヵ月前に他院で総義歯を作った。しかし、何回か通院しても噛む際の下顎の痛みがとれないので、いまは以前の義歯を使っている

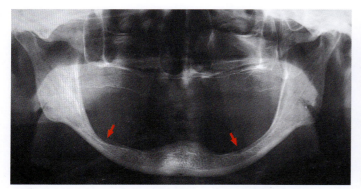

図❶　無歯顎のパノラマX線写真（⬇では下歯槽管が骨表面に現れている）

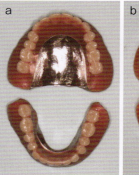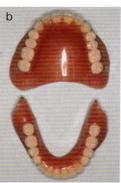

図❷　2組の義歯。a：旧義歯、b：2ヵ月前に作った義歯

●診断および治療方針

　上顎に比べ、下顎の顎堤吸収が著しい（図1）。顎堤粘膜は薄く、触診では、指で押すだけでも痛みを感じる部位が認められた。そこで、持ち込まれた2組の総義歯（図2）を相対的に評価した。

　はじめに義歯の粘膜面形態と適合をチェックした。3年前に作った旧義歯の後縁は、レトロモラーパッドまで達しておらず、床外形は不十分である。また、上顎前歯部人工歯の排列位置が内側寄りでリップサポート不足から審美性の問題を生じている。一方、2ヵ月前に作った新義歯の床外形は、一見、旧義歯よりも優っているようにも思える。また、審美性改善という患者の希望から、上顎前歯が旧義歯よりも前方に排列されている。後顎舌骨筋窩部の床縁がやや長いが、嚥下しづらいとの訴えはないので問題とは言い難い。頰棚がやや狭く、支持域確保という点では不利と思われた。

　次に咬合をチェックした。下顎を誘導して義歯の嵌合位を診査したところ、新義歯は大きく右前方にずれて噛んでいた。そのため咀嚼時には、上下顎の人工歯が噛み合う位置まで、義歯が大きく動き、これが痛みとして表れていた。一方、旧義歯は印象形態は不十分でも、下顎位に大きな狂いはないため、使用に耐えられていた。

　患者の義歯評価は相対的なため使用中義歯の改善が見込めるかどうかが、新製を決める大きな要因となる。不安があれば使用中の義歯を利用した治療用義歯によるトライ・アンド・エラーの後に新義歯製作に移るべきであろう。また、患者の身体的、経済的制約によっては、リラインや咬合面再構成も妥当な選択となる。ただし、初診日には潰瘍などができている該当箇所を削るか、簡単な咬合調整程度に留めておくことが無難であろう。

　なお、患者の言葉に同調した前医の批判は、回り回って、自分に降りかかる災いとなる。絶対に避けるべきだ。

治療説明

〈使用中義歯の診断後に〉

歯科医師 先ほど撮ったX線写真（図1）を見てください。このうっすら見える白線は、大事な神経と血管が通っている管です。年齢とともに覆われていた骨がずいぶんと減って、一部が表面に出ているように見えます。ここに入れ歯があたると、強い痛みが出るのです。また、長らくガタついた入れ歯で噛める場所を探しては、苦労して噛んでいたためか、少し変な噛み癖がついているようです。このような難しいお口ですので、新しい義歯では、ちょっと窮屈だったようです。

患者 そうですかねぇ。それよりも保険で作ったからダメだったのでしょうか？

歯科医師 保険の義歯が必ずしも悪いわけではありませんが、保険で使用する材料や製作方法には、ある程度の制限があります。難しいお口では、じっくり時間をかけて丁寧に作るとなると、保険から離れたほうがよい場合もあります。また、保険では義歯を作ってから6ヵ月間は新しい義歯を作れないという国の決まりごとがあります。今回はすぐに保険で作り直すことは、申し訳ないのですができません。

患者 それでは、痛いままで我慢するしかないのですか？

歯科医師 もちろん、このあとに入れ歯を調整させていただきます。もしもそれでも痛みが強いようならば、応急的に少し軟らかな材料を裏に敷いてみます。

患者 自費で構わないので早く作ってください。前は3回でできたのですが、今回はどのくらいかかりますか？

歯科医師 先ほどお話したように、ずいぶんと骨が減っています。慌てて作って、また同じ結果になっては困ります。今回は回数をかけて丁寧に作らせてください。今日はこのあと、簡単なお口の型取りをします。それをもとに入れ歯の設計をし、特別な型取り用の道具を作り、次回、さらに精密な型を採ります。その次に噛み合わせを決めます。一度、仮の床に人工の歯を並べ、お口に合うか確認していただきます。歯並びや歯の色／大きさなど、今回はどのようにしたいか、できるだけご希望をお話しください。また、少し偏った噛み癖もあるので、噛み合わせを特別な道具で再度取り直す場合もあります。その場合には回数が増えるかもしれません。その次に完成となるので、あと4〜5回、かかります。

患者 じゃあ、4〜5回、通えばよいのですね。

歯科医師 それでできあがるのですが、入れ歯を入れた当日から何でも噛めるということにはなりません。その後、調整に何回か通院いただきます。新しい入れ歯に慣れるためには、リハビリ期間がどうしても必要です。私が頑張るのは当然ですが、患者さんにも一緒に頑張って通っていただき、おいしく食べられるよう、最後までお付き合いください。

・POINT・

前医の批判は絶対に避け、患者の気持ちに寄り添うような態度と言葉で難症例であることを十分に説明し、調整までを含めた通院回数をはじめに伝える。

AFTER 本症例では咬合を大きく修正する必要があったため、すぐに再製を開始した。疼痛の著しかった骨の鋭縁部には、軟質裏装材を適応した（図3）。

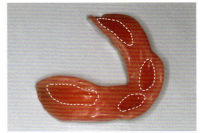

図❸ 新製義歯。疼痛部位（点線部）にシリコーン系軟質裏装材を適応

2 義歯関連

08 総義歯におけるレジン床と金属床の違い

松丸悠一　フリーランス・Matsumaru Denture Works

症例概要
患者：71歳 女性
主訴：口蓋部の違和感があり、話しにくい
現病歴：7年前より上下総義歯を装着した。装着直後より現在まで上顎に圧迫感を感じており、最近は緩くなってきていて、話していると落ちてくるので、義歯安定剤を利用している

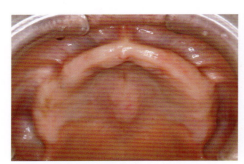

図❶　初診時の口腔内写真（上顎）

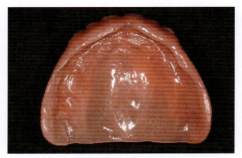

図❷　上顎旧義歯の粘膜面観

●診断および治療方針

本症例の上顎歯槽堤は垂直的に中程度、水平的にU字型のボリュームで、その粘膜性状は硬く、中程度の粘膜厚さと判断した。口蓋正中部に口蓋隆起を認めるが、形態は単純であり、その後縁とアーラインとの距離は5mm程度離れていた。

上顎総義歯の口蓋部の材料選択にあたっては、一般的に以下の3つの選択肢が考えられる。

1．レジン床

一般的な総義歯の床用材料であるアクリリックレジンを用いたものである。

2．金属床（後縁を金属とする）

金属床を用いる場合、コバルトクロム合金やチタン合金などが用いられる。上顎義歯では、口蓋部に適用することで下記の利点が得られる。

まず強度が高められるため、レジン床に比較して薄く仕上げることができる。熱伝導性がよく、温度感覚に優れることも合わさり、装着感が良好である。また、口腔が広くなることにより、発語機能も一般に良好となる。一方で、使用する金属により金属アレルギーの可能性が存在すること、製作ステップが増えること（蠟義歯試適の後にフレームワークの製作、試適を行うためにチェアータイムが増える）、製作コストが高くなることに注意する。

さらに、義歯完成後の調整が困難であり、リリーフ量が予測しにくい場合、たとえば骨隆起の形態が複雑である場合や大きなフラビーガムなどが存在し、義歯の沈下が生じやすい場合には、適用が難しい。加えて、リリーフを事前に模型上で実施することになるため、リリーフ部位と軟口蓋の可動域が交通しないよう、床後縁の設定に注意が必要である。

3．金属床（後縁をレジンとする）

上顎金属床後縁部をレジンとすることで、床後縁部に義歯調整の柔軟性を与えられる。この設計では、軟口蓋の可動域の予測が難しい症例や、口蓋隆起とアーラインが近接している症例に金属床を適用しやすくなる。

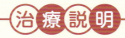

〈初診時、現義歯の問題点の説明後に〉

患者 先生、上の入れ歯ですが上顎中央のところの違和感や圧迫感は我慢しないといけないのでしょうか？

歯科医師 確かに圧迫感を感じやすそうですね。〇〇さんの上顎には骨の高まりがあり、その部分は粘膜が薄いため、圧迫感を感じやすいのです。そこに適切な隙間を開ける調整をすると楽になりますよ。

患者 厚みが必要なのでしょうか？ この部分はいまでも違和感があるのです。

歯科医師 そうですね。きちんと調整すれば違和感も少なくなると思いますが、より違和感を少なくするために、上顎の中央のところを金属のフレームで製作する方法もありますよ。場所にもよりますが、一般的な樹脂の入れ歯よりも4分の1程度の厚みにできます。

患者 金属で作ることができるのですか。前の医院でも金属で作ってほしいと言ったのですが、骨の高まりが奥のほうにあって、難しいと言われました。

歯科医師 その先生の意見も適切ですね。金属のフレームで作った入れ歯は強度が出せるために薄くできるのですが、薄いためにあとから調整するのがすごく難しいのです。ですから、骨の高まりの部分は入れ歯が馴染んでもぶつからないように、製作するときに模型上で事前に隙間を開けるのですが、その部分が喉に近いと、後ろから空気が入って緩くなりやすいのです。

患者 なるほど。じゃあ、やっぱり難しいですね。

歯科医師 〇〇さんの状態を詳しく拝見させていただいた結果、喉の動くところと骨の高まりに少しだけ距離があるので、その部分、つまり後ろの縁の部分を一般的な樹脂で作ることによって、先ほどの欠点を補った設計が可能です。この方法では後ろの部分はぴったり製作しておいて、あとから調整することができますよ。

患者 本当ですか。上顎が金属の入れ歯って、やっぱりよいですよね。

歯科医師 そうですね。金属床にすると口の中が広くなるために話しやすく、そして金属は熱が伝わりやすいので、温度がよく感じられて違和感が少なくなります。あくまで入れ歯の一部分の材料の特徴なので、いちばん大切なのはしっかりとした入れ歯の設計ですよ。

患者 そうですか。きっちり説明してもらえて安心できました。いまも話しにくさが気になっています。

歯科医師 入れ歯は失った歯だけでなく、歯ぐきや骨の一部を補ってその機能を発揮させます。発音に関しては、失った上顎の形態を入れ歯でしっかり回復させることが大切です。上顎の適切な形態を確認するために歯を一度並べて仮合わせして、それに合った金属のフレームを作ります。ですので完成までの来院回数が1回増えます。

患者 なるほど、時間と手間がかかるのですね。

歯科医師 一般的に金属の重みがありますが、機能的に問題ありません。チタンでは軽くなります。

患者 軽さも気になりますね。

歯科医師 ここまで金属を用いた義歯について、そして〇〇さんに適用する場合の設計について説明させていただきましたが、違和感や圧迫感の多くは、入れ歯の具合や噛み合わせによって生じる場合がほとんどです。でも、口の中は繊細ですので、材料を変更すると違いを感じてもらえると思います。

患者 先生が言われるように、現在の入れ歯の問題を解決することが大切ですね。金属で作ることが可能であれば、ぜひお願いしたいです。

> **•POINT•**
>
> 金属床はすべての症例で積極的に勧められるものではない。適応症を見極め、患者にその利点だけでなく欠点を十分に説明することが大切である。

2 義歯関連

09 総義歯装着後の訴え

松丸悠一　フリーランス・Matsumaru Denture Works

症例概要
患者：75歳、女性
主訴：新義歯装着後の違和感
現病歴：30年前より上下無歯顎となり、総義歯を装着している。以来、1年に一度は新しい義歯を製作していたが、どれも違和感が強い。1週間に2、3回調整が必要で、歯科医師に不信感がある。現在使用中の義歯は3年前に製作したものである

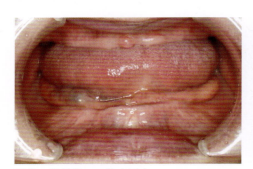

図❶　装着前の口腔内写真

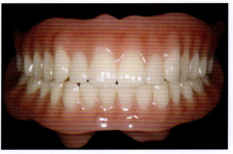

図❷　装着した総義歯

●診断および治療方針

本症例では再製作を繰り返し、歯科医師への不信感を訴えていることから、適切な義歯製作に合わせて義歯装着に対する解釈モデルの修正が必要なことが予測される。とくに装着直後から1～2ヵ月において適切に製作された義歯の調整と併せて、患者が訴えてくると予想される点を把握し、事前に十分な説明を行うことが大切である。以下に代表的な訴えと、患者説明のポイントを挙げる。

1．「痛み」の訴え

義歯は模型上で製作されるが、被圧変位量が大きく、かつ部位によって異なる顎堤粘膜上に装着するためには調整が必要なこと、初期に痛みを感じる可能性があること。さらに、義歯はわずかに動きながら機能するため、これに起因した痛みが生じる可能性があり、段階的な調整が必要なことを説明に加える。

2．「違和感」の訴え

患者自身は新義歯装着を認識していても、新義歯装着前の状態に無意識に順応していた軟組織が口腔内形態の変化に対してただちに調和することは難しい。このことが違和感として感じられること、そして装着時間を徐々に増やすことで消失していくことを説明に加える。

3．「話しにくさ」の訴え

前述の違和感についての説明に加え、発語して患者自身の耳で聞き取らないかぎりは慣れが発生しないため、声を出して練習する、話す機会がある環境に身を置くことが大切であることを説明に加える。

4．「嚙みにくさ」の訴え

話しにくさの改善と同様に、練習が必要である。最初は軟らかい食品を一口量、小さくして嚙むように気をつけることで、嚙みにくさを感じにくくすることができる。また、人工歯について「前歯で挟み、小臼歯のあたりで砕き、大臼歯で磨り潰す」などそれぞれの役割と使い分けを説明に加えることで、患者の訴えを解決する一助となる。

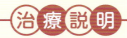

〈新義歯装着における調整時〉

歯科医師 ○○さんが頑張ってくださったおかげで、よい入れ歯ができあがりましたよ。しっかりと型採りしているのですが、硬い模型の上で完成させています。口の中は模型と違って軟らかく、歯ぐきにも薄いところや厚いところがありますので、痛みが出にくいようにこれから調整していきますね。

患者 確かに模型と口の中は違いますね。

歯科医師 痛みが出やすいところを事前に調整しますが、歯ぐきに馴染むとまた感じが変わるので、使っていただいてからの調整も必要です。なぜならば、たとえぴったりでも、軟らかい歯ぐきの上で入れ歯は少し動くからです。この入れ歯はきちっとした型採りと嚙み合わせでできているので、痛みが繰り返されることはありません。調整を進めるほど快適になりますよ。

患者 わかりました。それから頰に触る感じに違和感があるのですが。

歯科医師 ○○さんは新しい入れ歯を入れていることを知っていますが、○○さんの頰は新しい入れ歯になったことにまだ気づいていないのですよ。口の中の機能は無意識で営まれているものも多いのです。食事の際、顎の動きってつねに意識しませんよね。

患者 確かにそうですね。いままでの入れ歯は少し小さかったですものね。

歯科医師 そうなのですよ。だから新しい入れ歯で、すぐに以前と同じ感覚で食事を摂ろうとすると、小さい入れ歯だと頰が勘違いして寄ってきて、誤って嚙んでしまいやすいのです。

患者 なるほど、以前の入れ歯でもそういう経験がありました。

歯科医師 最初は少しさびしいかもしれませんが、一口の量を少なくして、軟らかいものをゆっくり食べるようにすると、強い違和感や痛みを感じることなく慣れさせることができますよ。

患者 そこは練習なのですね。でも理由がわかって嬉しいです。それから新しい入れ歯って、少し話しにくいですよね。

歯科医師 総入れ歯は急に環境が変わりますからね。ゆっくり慣れてきますが、気になるようであればたくさん話すことが大切です。自分の声を自分の耳にしっかり聞かせることがよい練習になります。音読などもよいですね。

患者 わかりました。早く思いどおりに話せるようになりたいです。それから、嚙みにくさは、どうにもならないのでしょうか。やはり軟らかい食事がよいのでしょうか。

歯科医師 ○○さんは、入れ歯での食べ方ってご存じですか？ ご自身の歯のときは、実は前歯と奥歯は嚙んだ感覚に差がついていて、無意識に使い分けているのです。しかし、入れ歯は一つの塊になっているので、嚙んだ感覚は一緒になってしまうのです。

患者 どのようにすればよいのでしょうか。

歯科医師 前歯では物を挟む、唇の角のあたりで厚みのあるものは砕いて、奥歯で磨り潰すという使い分けを心がけてください。意外と奥歯で嚙み砕こうとしたり、前歯で磨り潰そうとしてしまっていることが多いですよ。それだと嚙みにくいのです。

患者 なるほど、痛みや違和感にも理由が、うまく話すことや食べることにもコツがあるのですね。私も引き続き頑張るので、先生はうまく調整を終わらせてくださいね。

歯科医師 お任せください。一緒に頑張っていきましょう。

・POINT・

新義歯装着後の患者の訴えについては、患者から歯科医師への一方的なものではなく、適切な事前説明により、一緒に調整を進めるという認識に導く。

2 義歯関連

10 歯科訪問診療における義歯のメインテナンス

犬飼周佑 神奈川県・犬飼歯科医院

> **症例概要**
> **患者**：88歳、男性
> **主訴**：以前と比較して、食事にかかる時間が長くなってきた（患者の家族より）
> **現病歴**：以前は歯の治療のために通院することが可能だったが、数年前から体の調子が悪くなり歯科医院に行けていない。今回ケアマネジャーから歯科訪問診療について教えてもらった

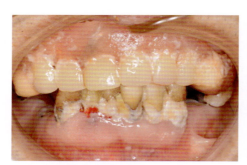

図❶ 初診時の口腔内の状態

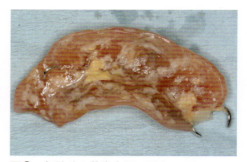

図❷ 初診時の義歯内面の写真

●診断および治療方針

 6 にかかっていたはずの義歯のクラスプは脱落し、残存しているクラスプの支台歯である 5 も、う蝕で歯冠崩壊していた。そのほかにも多数の残根歯を認め、口腔内と義歯に大量のプラークが残存し、不良な口腔衛生状態であることが認められた（図1、2）。本来、抜歯適応な残根歯を多数認めたが、全身状態から抜歯は見送り、上下顎義歯を新製する治療方針とした。患者が残存歯や義歯のケアを十分にできない要介護者となった場合、家族や介護者によるサポートが必要であり、口腔衛生に関する指導が大切である。

1. 家族は患者の口腔内の状態については知らないことがほとんどで、義歯を装着しているかどうかも把握していないことが多い。う蝕、歯周病の状態や義歯の状態、口腔衛生状態、義歯の清掃方法を説明する必要がある。また本人が義歯を着脱できない場合は、着脱方法も家族に指導する。
2. 食事ごとに義歯を外して、口腔ケアと義歯清掃が必要なことを説明する。また、就寝時に義歯洗浄剤を使用することを伝える。
3. 本人が移動できるようであれば、洗面所の前に椅子を設置するなど、ブラッシングしやすい環境を整える必要がある。移動困難であれば、ガーグルベースンを用意して、ベッドサイドでうがいできるようにする必要がある。うがいが困難であれば、口腔ケア用シートなどで拭き取る必要があり、患者の状態によって対応が異なるため説明する内容を変える。
4. 口腔ケアや舌清掃、義歯の清掃が、口腔内の細菌を減少させ、誤嚥性肺炎の予防に繋がることを伝えて、口腔ケアの重要性を理解していただく。歯科医師、歯科衛生士によるプロフェッショナルケアも併用することで口腔内の健康を保つことを説明する。

　家族が介護をしている際は、介護が身体的、精神的な負担となっていることは少なくはない。家族が困っていることに相談にのれるようになれば、家族の負担が少しでも軽減できる。

治療説明

歯科医師 今回はどうなさいましたか？

患者の家族 最近、お父さんの食事の時間が非常に長いのが気になります。口の中に問題があるのでしょうか？

〈口腔内診査後〉

歯科医師 お父様は入れ歯を使っているようですが、ご家族の方はご存じでしたか？

患者の家族 何となく、入れ歯を使っているのかな、とは思っていましたが、直接本人から言われたことはいままでなかったです。

歯科医師 現在のお口の中の状態については、入れ歯のバネがかかっていた歯がむし歯で欠けています。加えて、入れ歯のバネが1つ取れ、入れ歯が口の中で安定せず、咀嚼しづらいために食事に時間がかかっていたのではないかと思います。ちなみに、就寝時は入れ歯を外していますか？ 寝る前は歯磨きをされていますか？

患者 以前は寝るときは入れ歯を外していましたが、最近は面倒で入れ歯を外さないまま寝てしまっています。夜は忙しくて、歯磨きを忘れることが多いです。

歯科医師 清掃していない入れ歯を装着したままにしておくと、入れ歯と粘膜の間に細菌が増殖します。口腔内の細菌が肺に入って起こる肺炎を誤嚥性肺炎といいますが、<u>口腔ケアや入れ歯の清掃をすることで、口腔内の細菌が減少し、誤嚥性肺炎の予防に繋がります</u>。

　現在、ご自身で入れ歯を外したり、入れ歯の清掃などの管理、歯磨きがしづらくなってきているため、<u>家族などによるサポートが必要と考えられます</u>。食事の後には入れ歯を外して、入れ歯専用のブラシなどで清掃してください。歯ブラシでご自身の歯もきれいにしましょう。歯磨きはいままでどこでされていましたか？

患者 以前は洗面所で歯磨きをしていましたが、いまは立ちながら行うのはたいへんです。

歯科医師 そうですよね、若い方であれば問題ないですが、立ちながら歯磨きをするのはたいへんだと思います。洗面所に椅子を用意して座りながらするか、洗面所に移動するのがたいへんであれば、居間でするのはいかがでしょうか。ご家族にはうがいをするためのコップを用意していただきたいです。

患者 それなら歯磨きをできそうです。

歯科医師 夜は入れ歯を外して、入れ歯洗浄剤で清掃するようにしましょう。

患者の家族 わかりました。

歯科医師 食事の時間がかかっていたことについては、入れ歯を作り直すことで、食べやすくなると思いますがいかがでしょうか？

患者 ぜひとも新しい入れ歯の製作をお願いします。

歯科医師 入れ歯を入れた後も、定期的に口腔ケアをさせていただいて、清潔な状態を保つようにしていきましょう。そのうえで、今後は家族によるサポートで、口の中が悪くならないようにしていければよいと思います。

• POINT •

家族に口腔内の状況を説明して、口腔ケアの重要性を理解してもらい、家族によるサポートが得られるようにする必要がある。

AFTER その後、上下顎ともに義歯を製作した。その結果、食事の時間は改善された（図3）。

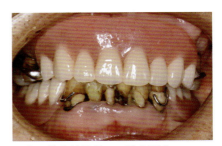

図❸ 義歯装着後の口腔内写真

3 クラウン・ブリッジ関連

01 歯冠修復を始める前の治療説明

日野年澄　大阪府・日野歯科医院

症例概要
- 患者：52歳、女性
- 主訴：前歯の被せ物をやりかえて、口元を美しくしたい
- 現病歴：1⏌の陶材焼付鋳造冠の脱離、再装着を繰り返しているうちに位置がずれてきた。さらに最近、上顎前歯部が前突してきて口元が歪み、見た目が悪くなってきている（図1～3）

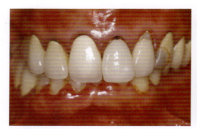
図❶　術前

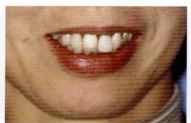
図❷　術前の口元

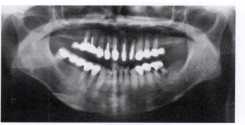
図❸　術前のパノラマX線写真

●診断および治療方針

　歯冠修復は審美性と機能が調和し、回復した口の健康美が長期にわたって維持できるものでなければならない。したがって、たとえ一歯の治療であっても患者の訴える部分にだけ着目するのではなく、顔貌、骨格、咬合、歯列、歯周、歯牙単位の順に全体から局所へ系統的に診査し、問題点を抽出して患者が障害を訴えるに至った原因を正確に診断しなければならない。この診断に基づき歯冠修復に求められる4つの要件、すなわち、①原因の除去、②周囲組織と調和した審美的、機能的形態の付与、③回復した口の健康美を維持できるメインテナンス環境、④治療結果に患者が満足する理想的な治療計画を立案する。

　しかし現実には、治療期間や費用、患者の現在のライフステージや歯科治療の理解度など、さまざまな要因によって理想的な計画が受け入れられないことも多い。そこで患者の希望を傾聴し、歯科医学的に許容できる範囲で現実的な治療計画を立案する。一方、患者が強く望んだとしても、結果的に患者の口の健康美に資することにはならないため、上記の要件を満たさない治療計画を立ててはならない。

　本患者は3⏌3を審美的に再補綴して口元を美しくしたいと希望したが、下顎の右後方偏位と咬合高径の低下が著しく、患者の感じている上顎前歯の前突感は下顎偏位による相対的なもので、1⏌のクラウン脱離も咬合不全による下顎前歯の突き上げが一因と考えられた。したがって、患者の望む上顎前歯部の補綴だけでは、前述した歯冠修復に求められる4つの要件を満たすことはできない。

　以上のことから、理想的な治療計画と複数の現実的な治療計画を立案し、患者の納得が得られるまで相談した。その結果、矯正治療は受け入れられなかったが、スプリントで下顎位を改善し、保存可能な歯を必要に応じてエンド、ペリオ処置を行ったのちに、歯冠はオールセラミック修復、欠損補綴はインプラントで行うことになった（図4）。

治療説明

患者 最近、上の前歯が出てきたうえ、被せ物が何度か外れて着け直しているうちに、位置がずれてきました。唇が歪んで口紅もきれいに引けなくなってきて、外出がいやになってきました。前歯の被せ物をやりなおして口元を美しくしたいです。

歯科医師 口角や唇の周りの皺が深くなってきているうえ、唇が左右非対称になっています。これではきれいな形に口紅を引くのは難しいでしょうね。

患者 歯並びや唇だけでなく顔が歪んで、親しい人に暗く老けた表情になってきたといわれました。

歯科医師 前歯が出てきて口元の見た目が悪くなってきたと感じておられるのは、実は前歯の問題ではなく、上下の歯の噛み合わせが悪く、下顎が右奥にずれて、低くなってきたことが原因だと思います。顎の痛みや肩こりはありませんか？

患者 食事のときに右の顎が痛いんです。肩こりもずいぶんひどくなってきました。

歯科医師 それでは表情が暗くなっても仕方ありませんね。下顎が右奥にずれて顎の関節がすでにかなり変形しているので、痛みがあっても不思議ではありません。肩こりも噛み合わせのずれが原因の一つである可能性があります。お口にいろいろな問題が出てきていますが、その原因をこのまま放っておくと、食事や外出がますます楽しくなくなり、精神的にも肉体的にも健康な生活を続けることが難しくなってくると思います。

患者 治療は可能でしょうか？ どのような治療になるのでしょうか？

歯科医師 治療方法は希望や期間、費用などによっていくつか考えられますので、それらをしっかりご相談したうえで決定することになりますが、概要はまずスプリントという装置をはめて、ずれた下顎をできるだけよい位置に戻す治療をします。この間に見込みのない歯は抜き、残せる歯は徹底的にむし歯や歯周病の処置をしていきます。顎の位置が決まれば、その位置でしっかり噛めるように歯を入れていきます。奥歯の欠損部は噛み合わせがずれないよう、動きの少ないしっかりとした入れ歯かインプラントを入れる必要があります。

患者 たいへんな治療になりそうですね。それで見た目もきれいになるのでしょうか？

歯科医師 噛み合わせがよくなればもちろん前歯もきれいに入れることができますし、口の形もよくなります。でも見た目以上に大切なことは、豊かな食生活で活き活きと毎日を過ごすことです。それができるようになれば、体の内面からの若々しい健康的な美しさを得られると思います。

患者 わかりました。これまで仕事などが忙しくて行き当たりばったりの治療を繰り返していて、これでは悪くなる一方だと感じていました。これからの人生を考えると、やはりしっかりと治療に取り組まないといけませんね。よろしくお願いします。

歯科医師 それでは詳しい治療計画を立てるために、今日はこれからいろいろとお口の基礎資料を採らせていただきます。

• POINT •

審美障害を起こす原因となった問題点を正確に診断し、それを解決するための治療方法について患者の十分な理解と納得を得る。

AFTER 審美障害を起こす原因となった咬合不全を改善した後に、前歯部を最終補綴した（図4）。

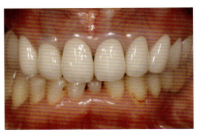

図❹ 術後

01 歯冠修復を始める前の治療説明　107

3 クラウン・ブリッジ関連

02 さまざまなセラミック歯冠修復材料の選択

日野年澄　大阪府・日野歯科医院

症例概要
患者：32歳、女性
主訴：6̄5̄をきれいにしたい
現病歴：6年ほど前にう蝕で6̄をメタルインレー、5̄をレジンジャケットクラウンで歯冠修復した。当初から金属の見た目が気になっていたが、最近、クラウンの変色や周囲歯肉からの出血もひどくなってきた（図1）。

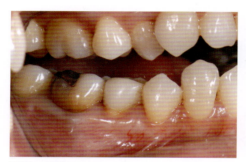

図❶　術前

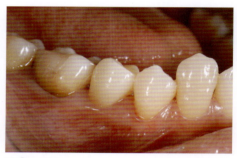

図❷　術後

●診断および治療方針

現在、歯冠修復用セラミックスとしてジルコニアおよびガラスセラミックス系材料が広く用いられている。

ジルコニアを用いたクラウンは、表面研磨のみ、または咬合に関係しない部分に色調調整のステインを施したフルジルコニアクラウンと、ジルコニアでコアを製作してジルコニア用の従来型陶材を築盛焼成するジルコボンドと呼ばれるクラウンに分かれる。初期のジルコニアは不透明で白浮きしたが、近年、高透光性ジルコニアや歯の歯頸部から切端までの色調変化をつけた積層型ジルコニアが開発され、審美的なフルジルコニアクラウンの製作が可能になってきた。

しかし、ジルコニアの研磨面は特有の真珠様光沢を呈し、色調調整のためのステインは強度が低く剝離の可能性がある。また、ジルコボンドクラウンの破折強度は、ガラスセラミックスのなかでは強度の高い二ケイ酸リチウムセラミッククラウンと同程度といわれている。

一方、ガラスマトリックスのなかにリューサイトや二ケイ酸リチウムの結晶が分散しているガラスセラミックス系材料は、光の透過や散乱が天然歯に近く、残存歯質との色調調和に優れているため、インレーやパーシャルベニアクラウンなどにおいてはジルコニアに比べて審美的に優位である。また蠟着、アタッチメント、鉤歯、咬合面メタルなど、依然として陶材焼付鋳造冠による歯冠修復が必要な場合もある。

本患者の場合、5̄は下顎小臼歯で審美性もさることながら、強度や耐久性を優先したいとの希望であったため、ステイン焼成したフルジルコニアクラウン（カタナ®ジルコニア UTML/STML：クラレノリタケデンタル）を選択した。6̄のメタルインレーの審美的改善は残存歯質との色調調和を優先して、二ケイ酸リチウムセラミックス（IPS e.max®プレス：Ivoclar Vivadent）を用いた（図2）。

治療説明

患者 最近、被せ物の色がずいぶん変わり、周りの歯ぐきからの出血もひどくなってきて気になっています。見た目や歯ぐきにもよくて、しかも長持ちするという被せ物はあるでしょうか？

歯科医師 強度や耐久性があり、汚れがつきにくく生体親和性が高い材料となると、やはりセラミックスが優れています。セラミッククラウンは、以前は金属の裏打ちのある陶材焼付鋳造冠が主でしたが、強度の高いセラミックスの開発で、金属を使わなくても十分な強さをもつ被せ物ができるようになってきました。最近ではどうしても金属を使う必要のある場合を除いて、オールセラミッククラウンが主流になっています。

患者 オールセラミッククラウンにはどのような種類がありますか？

歯科医師 現在、歯の修復に使われているセラミックスはおもにジルコニアとガラスセラミックス系という2つのグループに分かれますが、クラウンの場合は強度の高いジルコニアを用いることが多くなってきています。ジルコニアクラウンには全部がジルコニアでできているフルジルコニアクラウンと、ジルコニアで芯になる部分を作り、その上に陶材を焼き付けたジルコボンドクラウンがあります。

フルジルコニアクラウンは限られた色のジルコニアブロックから最も近い色を選んで作るため、自分の歯にぴったりと色を合わせることはできません。噛み合わせに関係のない部分は表面にステインを焼き付けて色調整が可能ですが、ステインは薄いのでぴったりと色を合わせるのは難しく、剥離する可能性もあります。ですから、色よりも強度を重視したい奥歯に使うことが多いのです。

一方、ジルコボンドクラウンの表面に使う陶材は従来のガラスセラミックス系材料なので、強度はフルジルコニアクラウンには及びませんが、熟練した歯科技工士は天然の歯のように作ることができるので、前歯をはじめ色を重視したいクラウンにはこれを用いることが多くなっています。

患者 ある程度見える歯なのでもちろん色を合わせたいのですが、それ以上にしっかりと安心して硬いものを噛みたいので、ステインで色を調整したフルジルコニアクラウンでお願いします。隣の金属の詰め物はどうなりますか？

歯科医師 部分詰め物の場合、光の反射や透過が天然の歯と似ているガラスセラミックス系のセラミックスのほうが歯との色のなじみがよく、見た目が優れています。ジルコニアより強度は劣りますが、ガラスセラミックス系のなかでは、いま最も強度のある二ケイ酸リチウムセラミックスを使って、接着材でしっかりと付ければ、強度的にも問題はないと思います。

患者 よくわかりました。ではクラウンはジルコニアで、部分詰め物は二ケイ酸リチウムセラミックスでお願いします。

・POINT・

材料の開発・改良は著しい。つねに新しい情報収集に努め、その利点や欠点を十分に説明したうえで、患者の希望に添う最適な材料を選択する。

AFTER

患者の許可を得て、各種フルジルコニアクラウンの比較写真を撮影させていただいた。
このような色調の違いを具体的に示す写真資料などを準備して説明すると、患者の理解と安心がより深まる（図3）。

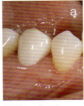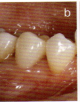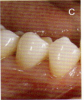

図❸ 各種フルジルコニアクラウンの比較写真
a：第一世代ジルコニア
b：積層型ジルコニア
c：ステイン焼成したジルコニア（本症例）

03 生活歯のクラウン・ブリッジ形成

古谷彰伸　千葉県・勝田台フルヤ歯科

症例概要
患者：57歳、女性
主訴：歯の色が気になる
現病歴：2+2唇側に亀裂があり、舌側にう蝕、縞模様の変色歯、上顎シェードＡ４

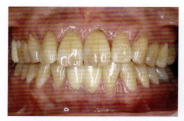
図❶　術前の口腔内正面像

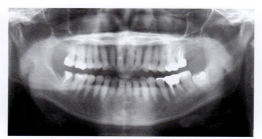
図❷　同パノラマＸ線写真

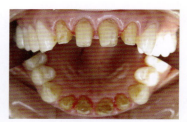
図❸　上顎前歯B.O.P.T.形成

●診断および治療方針

変色がやや重度で、くいしばりと強圧ブラッシングでくさび状欠損多数の状態であった（図1、2）。う蝕やくさび状欠損のCR充填を先行し、CRの色調は後からのホワイトニングを考えてシェードＡ１色を選択した。CR修復後にホワイトニングを行った。

上顎前歯４本は唇側の亀裂だけであればCRとホワイトニング、もしくはラミネートベニアも選択できるが、舌側にう蝕もあるため、不適補綴物の装着されている下顎前歯２本と合わせてジルコニアセラミック冠を選択した。くいしばり傾向が強いため、高強度のジルコニアで咬耗の防止も考えた。

大きく歯軸を変更する、深いう蝕がある場合以外、極力歯髄を保存するほうが、歯髄処置のトラブルや歯根破折防止にも繋がる。生活歯は歯髄に刺激が伝わることを最小限に、歯冠形成の削除量を極力少なくすることが重要である。

金属フレームを必要としない強度をもつジルコ

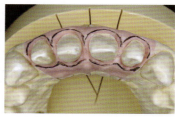
図❹　模型上での支台歯のB.O.P.T.形成、シリコーンガム上の補綴物のBTA®マージンのライン

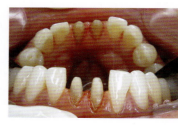
図❺　下顎前歯B.O.P.T.形成

ニアセラミックの登場と、ヨーロッパで広まりつつあるショルダー形成しないで全周をライトシャンファーで形成するB.O.P.T.テクニックと、歯冠の全周の歯肉に面状に補綴物辺縁を密着させるBTA®テクニックを併せて行う。これにより、審美性の向上を図り、最小限の歯冠形成を行った後に、歯肉側に厚みをもつセラミックで歯頸部の歯肉をサポートして、歯肉の退縮防止を図ることにした（図3〜5）。

治療説明

〈前歯の治療方針説明時〉

患者 きれいな色の歯にしたいです。

歯科医師 ホワイトニングをしたほうがよいと思います。ホワイトニングの薬剤で歯がしみないように、先に深いむし歯や歯の壊れているところを治してからがよいでしょう。

患者 最も気になる前歯はどうなりますか？

歯科医師 上顎の前歯４本は舌面のむし歯もあるので、歯全体に被せるセラミックが、後から変色しないのでよいと思います。下顎の前歯の不適合の被せ物も同じ治療法がよいと思います。

患者 歯を大きく削られるのは怖いのですが。

歯科医師 いままでより歯を削る量を減らした治療法で行います。適切に麻酔を使用しますので大丈夫です。歯の方向を大きく変えることや深いむし歯がないので、歯の中の神経は残します。削った後の歯面を保護するコーティングも行い、後からしみてこないようにします。

患者 削ってすぐに被せ物が入るのですか？

歯科医師 仮の被せ物を装着して、歯がしみてくることを防ぎます。また、新しい歯の形の参考にもなるので、確認していただいてから作ります。

患者 セラミックの被せ物のケアは特殊なのでしょうか？

歯科医師 セラミックは表層が硬く滑沢で汚れが付きにくく、メタルのように溶けたり、アレルギーを起こしたりしません。周囲の歯肉とも相性がよいので、清潔で清掃はしやすいと思います。

患者 今後の口腔ケア、ブラッシングなどはどうしたらよいでしょうか？

歯科医師 ブラシの当て方が強すぎますので、歯肉や歯の弱い部分に損傷を与えず、適切な圧力で清掃できる音波式電動歯ブラシをメインにしたほうがよいと思います。

患者 他はどうですか？

歯科医師 くいしばりも強いので、歯が欠ける、亀裂が入る、治療した歯が壊れるなどのトラブルが起きやすいです。寝ている間のくいしばりは自分で制御できませんから、治療が終わったら、くいしばりを防ぐために夜間はマウスピース（スプリント）を入れていただきたいと思います。昼間でもくいしばりを自覚するときは装着したほうがよいですね。

【参考文献】

1）坪田健嗣：歯肉ラインを整える審美補綴法（BTA®テクニック）の開発．補綴誌，2（1）：26-35，2010．

•POINT•

天然歯形を整えていくため、できるだけ不安がないように、丁寧に説明する。

AFTER 修復、ホワイトニング、補綴終了後、定期的にメインテナンスケア。スプリントの装着も継続している。

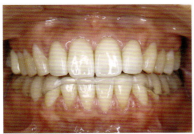

図❻ 治療終了後、下顎に硬質スプリント装着（夜間は必須、昼間もくいしばり自覚時に装着指示）

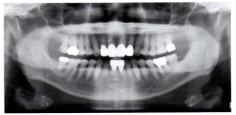

図❼ 術後のパノラマX線写真（ジルコニア補綴物はX線写真では白色に写る）

3 クラウン・ブリッジ関連

04 残存歯質が歯肉縁下にある歯の保存

古谷彰伸 千葉県・勝田台フルヤ歯科

症例概要
患者：28歳、女性
主訴：通院中の内科医から歯の色調異常を指摘されて来院
現病歴：重度の色調不調和、歯列不正、上顎前歯2本は小学生時に転倒で破折した。う蝕多数。副鼻腔炎、口呼吸

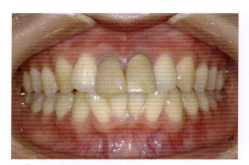
図❶　初診時の口腔内写真

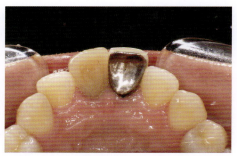
図❷　上顎前歯部舌側面

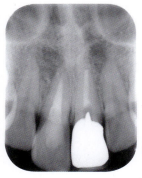
図❸　上顎前歯部のデンタルX線写真

●診断および治療方針

周囲天然歯と比較して重度の変色の1|とその色調に合わせた|1の不適の硬質レジン前装冠が装着されており、2本とも前突である。小学生時の受傷で失活になったが、根管治療は不適切であった（図1～3）。

2本の歯の治療にあたり、根管治療の必要性と、周囲歯のホワイトニング（3|3はVITAシェードA4色、542|245はA3色）で色調を自然観のある白い歯に改善して、その周囲歯の色調と形態が調和する前歯2本のジルコニアセラミック補綴を行う説明をした。また、臼歯部のう蝕治療と最後に下顎のホワイトニングを行うことにした。

小学生時の外傷で失活しているため、根管内の状態は感染根管治療の開始後でないと不明である。不適補綴物を除去して残存歯質の状態をみて、極力歯質を残すことを考えながら、変色が歯根にも及んでいるため、外面被覆の補綴物ですべてをカバーする必要がある。

歯肉切除や、縁下歯根部にう蝕や亀裂、もしくは歯質の厚みが薄いなどの場合は、歯冠延長手術や歯牙挺出を行う可能性もあると説明した。

硬質レジン前装冠の選択は、再度変色する可能性が高いため不適切である。費用は高額になるが、歯根部歯質の変色の遮蔽と、清潔で強度を保ちながら色調に変化が生じない、ジルコニアセラミック冠の装着が最も予後がよい治療と説明した。

治療説明

患者 前歯2本はどのように治療していきますか？

歯科医師 変色が重度である上の前歯の2本は、歯の方向が前に傾斜しています。1|は歯の方向を修正する必要があるため、ホワイトニングだけではよくなりません。被せ物で歯の色を修正しないといけません。

|1はその変色歯の色調に合わせて作られた健康保険の被せ物です。歯の変色が重度で、歯肉の下部まで被せ物でのカバーが必要です。左右2本とも歯の形を修正して、色もきれいな被せ物を装着しましょう。

〈不適補綴物除去後：図4〉

患者 歯の中にこんなに大きな空洞があるとは思わなかったです。びっくりしました。

歯科医師 最初に受傷して年数が経過してからの歯の中の消毒になります。中の汚れやむし歯で歯の溶けている部分などを除去しながら、清潔な歯の根に戻していきます。

患者 治療の流れはわかりました。長くきれいなままがよいのですが。

歯科医師 歯の中の補強は金属製の土台では歯根の変色や破折の原因になります。最終の被せ物は、変色せず、金属アレルギーを起こさない、最も強度がある高耐久性のジルコニアセラミック冠が一番です。

健康保険のプラスチックの被せ物（硬質レジン前装冠）は変色しやすいので、あまりお勧めできません。

患者 他に問題はありますか？

歯科医師 細いインプラントに被せる歯は、周囲の歯肉に触れながら、比較的大きな被せ物が装着されます。天然歯でも同様の発想で、周囲の歯肉をサポートしながら長期に歯肉が退縮するのを防ぐのが予後のよい治療です。カバーする範囲が歯肉より深くなりますので、周囲組織に悪影響が少ないセラミックがよいでしょう。

患者 きれいになっていくのがうれしいです。

歯科医師 上顎が終了しましたら、下顎のホワイトニングを行い、全体をきれいな色の歯にしていきましょう。

・POINT・

フェルールの少ない、歯冠の大きい治療のリスクと対処法をわかりやすく説明する。

AFTER 下顎のホワイトニング、口腔ケアが終了すると、とても満足していた。その後、結婚式を挙げられた（図4、5）。

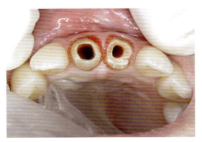

図❹ 1|1口腔内写真。不適合補綴物、支台築造を除去した

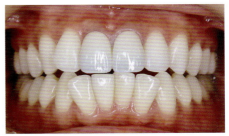

図❺ 上顎ホワイトニング後、1|1にジルコニアセラミック冠を装着。そして下顎もホワイトニングを終了、シェードA1色に改善

3 クラウン・ブリッジ関連

05 クリアランスがなく対合歯を削る必要があるとき

石浦雄一　昭和大学歯学部　インプラント歯科学講座

症例概要
- 患者：53歳、男性、会社員
- 主訴：義歯の違和感が強くて、使用できない
- 家族歴・既往歴：高血圧症、脂質異常症、睡眠障害
- 現病歴：10年ほど前に、う蝕のため 7〜5| を抜歯。同部位の欠損に対して部分床義歯を製作し、所持しているが、平日は違和感が強いために使用していない

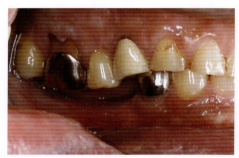

図❶　術前の口腔内写真

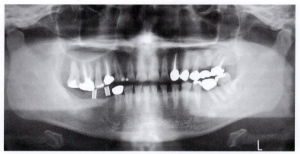

図❷　術前のX線写真（診断用ステント装着）

●診断および治療方針

口腔内所見より 7〜5| 欠損および、 7〜5| の挺出が認められる。また、それに伴い同部位では上下顎間のクリアランスが小さく、7| については下顎の歯肉に噛み込んでいる状態であることがわかる（図1、2）。

口腔内の清掃状態は良好で、歯周ポケットは全顎的に2mm以下であった。義歯の違和感が主訴であることから、インプラントによる固定性補綴装置の治療を検討した。CT撮影を行ったところ、7〜5| 相当部にはインプラント治療を行うのに十分な骨量が確認された。

しかし、上述のとおり、クリアランスの問題があったため、7| 部については補綴困難と判断し、インプラント埋入は行わないことを選択した。また、65| 部については上部構造を装着するためのクリアランスが不足し、上顎咬合平面の乱れもあることから、65| の歯冠修復により、これらの問題を解決することとした。

今回、7| 部へのインプラント埋入を断念した理由としては、クリアランス確保のために 7| 相当部の顎堤頂の削合が必要となること、それに伴いインプラント体と下顎管までの距離が小さくなる可能性があること、6| までの短縮歯列でも一定の満足が得られると判断したことによる。

65| の歯冠修復に際してはその必要性を十分に説明し、術前にその見通しをきちんと説明しておく必要がある。とくに 5| には抜髄処置が必要であること、歯冠修復には別途費用がかかること、さらにこの処置を行うことによるデメリットについては必須であろう。

治療説明

歯科医師 ○○さんの奥歯の治療に際して、上下の歯の間隔が狭く、きちんと歯を作ることができません。

患者 どうしたらよいのでしょうか？ 何か方法はあるのですか？

歯科医師 インプラントを入れて歯を作るためには約5mmの高さが必要ですが、現状では隙間が3mmぐらいしかありません。そこで、スペースを作るために、上の歯を削らなくてはなりません。

患者 歯を削ってしまって大丈夫なのですか？

歯科医師 歯の外側のエナメル質には神経がないので、その範囲内であれば問題はありません。しかし、それを超えて内側の象牙質と呼ばれる部分まで削る必要がある場合には、その歯の神経を取る治療が必要になります。

患者 この治療方法のデメリットはありますか？

歯科医師 残念ながらいくつか考えられます。まず神経を取ることにより、その歯に栄養が行きわたらなくなり、歯が弱くなってしまいます。また、神経を取る治療のための治療期間が必要です。神経を取った歯には被せ物の治療が必要となり、その費用もかかってきます。そして、被せ物の境目からむし歯になる可能性もあります。

患者 デメリットがけっこうありますね。上の歯にも被せ物を作らなくてはいけないのですか？

歯科医師 神経を取る治療の影響で歯が弱くなるので、長持ちさせるために被せ物をすることが重要です。また、歯の嚙む面を削ってしまいますので、被せ物をしないときちんと嚙み合わせられる状態になりません。

患者 神経を取らない治療方法はありますか？

歯科医師 いいえ、今回のようなケースでは現実的な選択肢はありません。

患者 わかりました。

歯科医師 また、下の歯が3本失われていますが、インプラント治療ができるのは前側の2本だけになると思います。

患者 それはどうしてでしょうか？

歯科医師 一番奥の部分は上の歯が下顎の歯ぐきの部分を嚙むような状態になってしまっており、手前の2本よりもさらに条件が悪いです。つまり、上の歯の神経を取って被せ物を作ってもまだ上下の隙間が不足します。これを解決するためには下顎の骨の上のほうを削ってからインプラントを埋め込む必要があります。その結果、下顎の骨の中にある太い血管や神経に近いところまで、インプラントを埋め込んでいくことになる可能性があります。

患者 なんだか危なそうですね。

歯科医師 そうですね。危険度が上がります。できれば、この方法は避けたほうがよいでしょう。また、一番奥の歯がなくてもお食事をするには困らないともいわれています。一番奥に関しては、無理にインプラントを入れなくてもよいのではないかと思います。

患者 わかりました。そのようにしてください。

• POINT •

対合歯を削ることにはデメリットがつきまとう。必ず事前に十分な説明をしてから、治療をはじめるべきである。

AFTER

術前の説明のとおり $\overline{6\ 5|}$ に歯冠修復を施し、クリアランスの確保と咬合平面の是正がなされ、$\overline{|6\ 5}$ には上部構造が装着された（図3）。

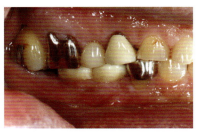

図❸　術後の口腔内写真

05　クリアランスがなく対合歯を削る必要があるとき

3 クラウン・ブリッジ関連

06 審美的な理由で天然歯を歯冠修復したい

日野年澄　大阪府・日野歯科医院

症例概要

患者：34歳、女性
主訴：2✝2 を白く美しくしたい
現病歴：10年ほど前にう蝕で 2|1 が失活。欠損部は何度かレジン修復を行ったが、最近、歯およびレジンの変色が顕著になってきた（図1）。1|の捻転唇側転位が顕著で、上顎前歯の叢生が以前から気になっていた（図2）

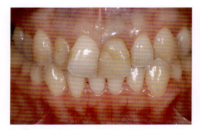
図❶　術前

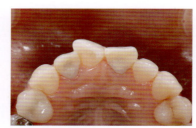
図❷　咬合面観

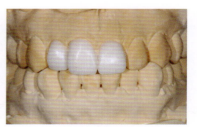
図❸　診断用ワックスアップ

●診断および治療方針

歯並びや歯の形態、色などの審美障害で天然歯の歯冠修復を望む場合、修復範囲や方法、使用材料、期間や費用などの組み合わせにより、治療方法は多岐にわたる。また、矯正治療やホワイトニングのみで問題が解決する場合もあれば、そののちに歯冠修復することによってさらによい結果が得られる場合もある。

いかなる医療においても術者側からの治療方針の誘導があってはならないが、とくに審美修復では審美に対する感性が人によって異なるため、治療の範囲や介入程度が患者の希望に左右され、結果の評価も患者の主観によるところが大きく、適切な処置であっても患者の期待との乖離からトラブルが生じやすい。したがって、他の疾患の治療にも増して、患者の願望を傾聴しながら複数の治療計画を立案し、それぞれの審美的達成度と利点、欠点について、患者の十分な理解を得たうえで処置に移る必要がある。

本患者の訴えは 2✝2 に限られていたが、前歯部のみならず全顎的に叢生による問題を有しており、矯正治療を行った後に、変色歯をホワイトニングし、欠損部をコンポジットレジンあるいは被覆冠で修復することが理想的治療計画であると考えられる。しかし、患者は矯正治療を望まず、歯冠修復による審美的改善を希望した。

そこで咬合が適切で審美的にも満足できる歯冠修復が可能か、周囲組織と調和し、その健康を維持できる形態を付与することが可能か、また、そのために歯肉や歯槽骨の外科処置が必要か、歯質の削除はどの程度必要かなどを検討するために診断用ワックスアップを行った（図3）。

患者にはこれをもとに、治療結果や患者が負うデメリット、メインテナンスの方法やその重要性などについて具体的に説明して理解していただいた結果、他の歯をホワイトニングした後に 2 1|1 をジルコボンドクラウンで歯冠修復することになった（図4）。

治療説明

〈初診時〉

患者 前歯の歯並びは以前から気になっていたのですが、最近歯の色も濃くなり、ますます見た目が悪くなってきました。歯にセラミックの被せ物を入れて白くきれいにしたいです。

歯科医師 見た目が気になるのは上の前歯かもしれませんが、他の歯の歯並びも悪く、噛み合わせもよくないので、まずは歯の矯正をお勧めします。矯正した後、歯のホワイトニングをして、その歯の色に合った合成樹脂を詰め直すとよいと思います。セラミックの被せ物をするにしても、土台の歯がよい位置にあるかないかによって、噛む機能や形、メインテナンスのしやすさがずいぶん違います。

患者 矯正は治療の間見た目が悪くなり、時間もかかりますよね。

歯科医師 最近は目立たない治療方法がありますし、これから先の人生を考えれば、治療期間はそんなに長いものではないと思いますよ。

患者 おっしゃることはよくわかりますが、いろいろな都合があり矯正はできません。

歯科医師 わかりました。でもセラミックスを被せて歯並びを揃えようとすると、歯をかなり削らなければいけません。どの程度削らなければいけないのか、機能と見た目のバランスはとれるのか、健康な歯ぐきを保つために外科処置などは必要ないのかなどを検討しますので、今日はそのためのお口の基礎資料を採らせてください。そして歯を削るだけでなく、他にも損なうものが大きく、歯の健康を長期間維持することが難しいという結論であれば、あなたのためにならないので、希望する方法での治療は諦めていただけるでしょうか？

患者 わかりました。よろしくお願いします。

〈2度目の来院時〉

歯科医師 （診断用ワックスアップを見せながら）前歯3本に被せ物をするとこのようになります。1」は神経を取らないといけないかもしれません。右にずれていた 1|1 の正中はまだ少しずれていますが、これ以上顔の正中に合わせると、|2 も削る必要があり、お勧めはできません。そして、被せ物をしたあとよい状態を長く維持するためには、メインテナンスを継続することが非常に大切です。

患者 歯の色はどうなりますか？

歯科医師 セラミックスであれば、周りの歯の色にきれいに合わせることができます。より白い歯を望むのであれば、周りの歯をホワイトニングしてから被せ物の色を合わせればよいと思います。ただし、ホワイトニングした歯の色は後戻りしますが、セラミックの色は変わりません。色の差が気になってくれば、タッチアップとよばれる、再ホワイトニングをすれば改善しますが、いわば歯の色のメインテナンスも継続して必要になってくるということになります。

患者 よくわかりました。メインテナンスを頑張りますので、その治療計画でお願いします。

• POINT •

模型やデジタルシミュレーションなどを用い、審美的達成度や歯冠修復の利点、欠点を具体的に理解してもらう。

AFTER 診断用ワックスアップを用いた説明で、治療のゴールを具体的に患者と共有していたため、処置がスムーズに行え、患者が十分に満足する結果が得られた（図4）。

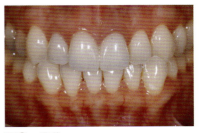

図❹ 術後

06 審美的な理由で天然歯を歯冠修復したい

3 クラウン・ブリッジ関連

07 ブラキシズムが疑われる患者への指導

古谷彰伸　千葉県・勝田台フルヤ歯科

症例概要
- 患者：43歳、女性
- 主訴：臼歯部の腫れと咬合痛、前歯部切縁破折、咬耗、歯ぎしり
- 現病歴：腫れている臼歯部で、痛くて噛むことができない。前歯部切縁破折、切縁部が磨り減っている。歯の色も悪いのできれいにしてほしい。歯ぎしりを自覚している

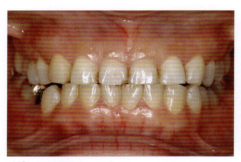

図❶　正面観

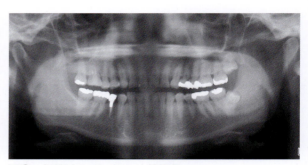

図❷　初診時のパノラマX線写真

●診断および治療方針

　CT診断で保存不可能な5|は、大幅な咬合調整を行い、咬合痛から回避させるため、抗菌薬投薬で炎症の沈静化を行った（**図1～3**）。今後は抜歯してから、①ブリッジ、②パーシャルデンチャー、③インプラントの3つが治療の選択肢である。咬合回復が主訴で補綴をしない選択肢はなかった。それぞれ、以下のような特徴がある。

- ブリッジは、周囲の歯を大きく削除、支台歯には欠損部の過大な咬合圧が増える。
- パーシャルデンチャーは、周囲歯の削除量は少ないが、義歯の違和感や異物感がある。
- インプラントは、周囲歯の削除は必要なく、元の歯の形態に戻し、咬合咀嚼機能が回復できる。ただし費用が高額で、埋入して骨結合を待つので咬合咀嚼機能回復まで時間がかかる。

　患者はインプラント治療を希望し、埋入して約2ヵ月の骨結合後、プロビジョナルレストレーションで咬合咀嚼機能のリハビリをしてから、ジルコニアセラミック上部構造体を装着した。

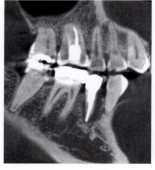

図❸　5|CT像。歯根周囲の透過像

　歯ぎしりを自覚しており、前歯部の咬耗や破折が多数ある。数本の臼歯部のメタルインレーの界面から二次う蝕が発生している。外骨症発生、メタルコア装着歯の歯根破折も発生しているので、睡眠時のブラキシズムが濃厚である。上顎の前歯部は咬耗のため歯冠長が短くなっている。審美性を考えると歯冠長延長の歯冠延長手術を行うか、歯肉を切除してからBTAテクニック®を行い、歯冠の耐久性向上のためジルコニアセラミッククラウンが適応になる。切端咬合なのでラミネートベニアは不適応である。ブラキシズムによる歯の移動防止はスプリント装着が適切である。

治療説明

患者 私の口の中の状態はどうですか？

歯科医師 歯根破折や歯の摩耗、治した部分金属の境目が剥がれてむし歯ができています。噛む力が強く、歯の限界を超えていますね。強度に負けない治療方法と予防法を選択しないといけません。

患者 奥歯はどうなりますか？

歯科医師 咬合痛のある歯は、CTから歯根周囲の骨が大幅に溶けており、残すことは困難です。

患者 抜歯になるのですね。

歯科医師 抜歯した後は溶けてしまった骨の再生をした後に、周囲の歯に影響を与えず、天然歯とほぼ同等の噛む力に回復するインプラントが最適になります。インプラントの治療費は高額になりますが、抜歯する前の状態に回復できる一番効果的な治療法です。

患者 奥歯の治療はそのようにお願いします。前歯はどうなりますか？

歯科医師 審美性を考えると、歯肉の形を整えてから、削れて短くなっているいまの歯の長さを延長して、今後は噛む力に負けない高耐久性のジルコニアセラミック冠で治すのが、最もよい方法だと思います。

患者 前歯はまだ、大きく削って治す気にはなりません。今後、大きく壊れてしまった後に考えたいです。最小限の治療法で行うのはどうですか？

歯科医師 そうしましたら、歯の長さは変わりませんが、深いむし歯の治療の後で歯の色をより白くするホワイトニングを行うことにします。

患者 今後のトラブルを起こさないようにはどうしたらよいですか？

歯科医師 再生しない歯を守り、治療した後のよい状態を長く保つために、<u>夜間寝ている時間のくいしばり防止装置（スプリント）の装着</u>が大切です。場合によっては、昼間意識が集中してくいしばる時間があれば、その時間も装着してほしいです。

患者 くいしばり防止装置を使用しながら、どうしていきますか？

歯科医師 過剰な咬合力を制御できない場合には、噛むための筋（咬筋や側頭筋）に、定期的にボツリヌス毒素製剤を注射して、過剰な筋力を抑えるという方法もあります。スプリント装着後の経過を診て考えていきましょう。

【参考文献】
1）馬場一美，馬渕あずさ：睡眠時ブラキシズムと補綴臨床．日本歯科医師会雑誌，63（2）：6-17，2011．

•POINT•
ブラキシズムに負けない高強度のジルコニアセラミック補綴物の選択と、スプリントの夜間装着や、昼間でも装着する必要性を説明した。

AFTER 臼歯部メタルインレーをジルコニアインレーに変更。前歯部は、再度の破折を繰り返す場合は、審美性と耐久性を考えたジルコニア補綴物を検討中（図4～6）。

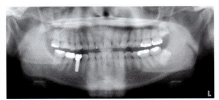

図❹ 骨再生後に直径4mmのインプラントを埋入し、上部構造体装着後

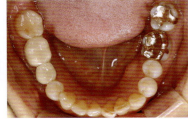

図❺ 5̄にオールジルコニア製上部構造体装着後、7̄メタルインレー界面剥離でう蝕がみられた

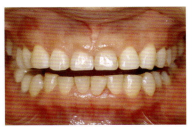

図❻ ホワイトニング、ダイレクトボンディング終了後の口腔内写真

4 インプラント関連

01 インプラント修復を始める前の治療説明

倉嶋敏明　新潟県・倉嶋歯科クリニック

症例概要
患者：37歳、男性
主訴：下顎左右の歯がない部分を何とかしたい
現病歴：治療痕、顎堤の骨の状態から、う蝕タイプで、長年にわたり徐々にう蝕によって抜歯となったが、補綴しないまま現状に至ったと推察。半年前に他院にて義歯を製作したが、うまく合わず使用していない

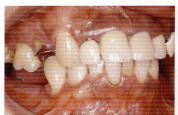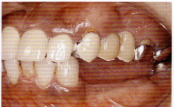

図❶　下顎左右臼歯部咬合支持が崩壊

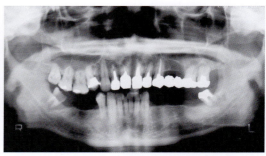

図❷　同、パノラマX線写真。8┐も利用には難あり

●診断および治療方針

診断：臼歯部咬合支持喪失による咬合崩壊・咀嚼不全。

下顎は両側に広範囲な歯牙欠損、臼歯咬合支持は4┐のみ。上顎右側歯列には5┐の舌側転位、6┐挺出、エンド病変と多数の問題点が確認される。また、喫煙者である。このような症例では、全顎的な治療介入が必要となることが多い。局所の欠損に目を向けるだけでなく、全顎的な咬合診断を行い、治療後は安定した咬合状態を提供することも、施術者の臨床眼・臨床力であろう。

歯周基本治療を行いつつ、診断・説明・治療計画立案のための資料採得をし、それらを提示しながら、考えられる治療方針を説明する。

本患者は年齢的に若いこともあって義歯は避けたいとのことで、インプラント治療を希望したため次の説明をした。

1. 口腔環境改善の必要性。このような状況に至った原因と放置したことによる変化（喫煙の悪影響も含め）。

2. 残存歯の保存の可否。

3. 補綴前処置の説明。エンド治療について、咬合平面の是正、歯冠長延長術を含めた歯周形成外科の可能性。

4. 補綴の方法論と費用の説明。※誌面の都合上、上顎は省略する。

1）**可撤性義歯**
欠損が広範囲で上顎の加圧条件が強いために、堅牢な金属スケルトンを入れたい、可撤性のため着脱の煩雑性、異物感はある。

2）**ブリッジ**
後方歯を利用できないことから適応外である。

3）**インプラント（固定性）**
CTによる診査のもと可否を検討し、GBRの可能性、安全性と正確性のためにガイド手術を行う。

4）**可撤性補綴とインプラントの併用（IARPD）**
インプラントの咬合支持効果を利用し、本数と費用の削減のための提案。また修正対応しやすい点も説明する。

治療説明

〈欠損形態、残存歯の健康状態の診断後〉

患者 上顎の治療は根の治療をしてブリッジにすることをリスクも含めて了解しましたが、下顎の歯のない部分はどのような方法で治療するのですか？ インプラントという方法があると聞いたのですが。

歯科医師 あなたは年齢も若く、できれば入れ歯を避けたいという気持ちはよくわかります。治療期間や費用、骨の状態などさまざまな治療に関する条件がありますので、いくつかの治療法を説明しましょう。

患者 いくつか方法があるのですか？

歯科医師 あなたの場合は3つの方法からの選択になると思われます。

　まず取り外しの入れ歯です。入れ歯は、あまりよいイメージがないようですが、設計をよく考えれば、受け入れられないものではありません。上顎はブリッジも含めて固定された冠が入ります。そうすると噛む力が大きく下顎に伝わりますので、できるだけ強固でたわみが少なく、食事したときに動きが少ない入れ歯を入れる必要があります。そのような入れ歯は、残っている歯に大きな負担がかかるのを避けることができます。しかし、あくまでも取り外しの入れ歯ですので、取り外しの面倒や清掃の煩雑さなどはあります。数年間使用した場合は、修正が必要になることもあります。

患者 この歳で取り外しの入れ歯は、やはり抵抗があります……。

歯科医師 そうですね。では次にインプラント治療での方法です。

　当院では、噛み合わせのわかる模型（マウント模型）に加えて、CTを撮影して骨の条件を診断します。骨の状態（幅、高さ、神経までの距離）に問題がない場合はインプラント手術のみで済みますが、インプラントを入れる予定部位の骨の幅や高さが少ない場合は、骨増生手術が必要となる場合があります。詳細はCT診断後に再度説明を行います。当然、継続したメインテナンスは必須です。また、患者さんが一番気になるのは費用面だと思います。インプラント治療は保険適用ではありませんので、自費治療になります。具体的な費用は先ほど申し上げた診断を行ったのちに改めて説明します。

患者 取り外ししなくてよいことに魅力を感じますが、手術治療や骨が少ないときの追加手術、それに治療費用が高額なことに悩みますね。でも、診査の後に再度詳しい説明があると安心です。さらに検討・熟慮の機会がもてるわけですから。

歯科医師 最後にインプラントと入れ歯を併用した治療について説明しましょう。

　この方法はインプラントの利点と入れ歯の利点を組み合わせた方法です。取り外しの入れ歯ですが、少数本のインプラントを入れ歯の支えに使います。総治療費の削減や入れ歯の安定化向上の利点を得られます。

•POINT•

固定性インプラント治療は、埋入手術や骨増生などの外科的侵襲を伴う。また欠損部だけでなく、一口腔単位での診査・是正が必要。

AFTER 治療過程中、下顎に仮義歯を入れて過ごしてもらい、CT診断後、治療費やGBRは必要ないことなどを詳細に再度説明した。その結果、患者は固定性のインプラント治療を選択した（図3）。

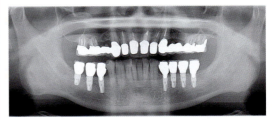

図❸ 術後7年経過後のパノラマX線写真。メインテナンスは必ず受診されており、安定して経過している。禁煙には少々時間を要したが成功した

4 インプラント関連

02 抜歯してからインプラントが入るまでの流れ

山田浩之　新潟県・山田歯科医院

症例概要
患者：41歳、女性
主訴：左下奥歯で噛むと痛い
現病歴：5年ほど前に|6の咬合痛に対して根管治療を行った後、クラウンを装着した。根管治療時に髄床底部に破折線を認めていたが、深い歯周ポケットは認めず、クラウン装着後も問題なく経過していた。最近、同部位の腫脹と咬合痛が出現し、来院した（図1、2）

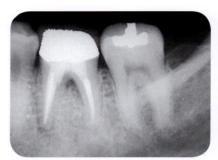

図❶　失活歯である|6は、近心根、遠心根に歯根破折が疑われる

図❷　|6の隣在歯はほぼ健全歯で、対合歯も生活歯であり、咬合平面に乱れもない

●診断および治療方針

|6の近心頬側根および遠心根に深い歯周ポケットを認め、デンタルＸ線写真では歯根周囲に透過像が存在した。垂直性歯根破折と診断され、保存は難しいと考えられた。急性症状の軽減を図ったうえで、抜歯後の治療法の相談を行うことになる。

抜歯後の治療の選択肢としては、
1. ⑤6⑦の生活歯のブリッジ
2. |5、7|支台のパーシャルデンチャー
3. インプラント
4. 補綴介入せず経過観察

が考えられる。

それぞれの治療法の利点、欠点を十分説明したうえで、治療方針を決定すべきである。

対合歯は有髄歯で骨植も良好であり、隣在歯はほぼ健全歯である。加えて年齢も若いことなど、インプラントによるメリットは多いが、リスクは少ない状況であると考えられた。

●抜歯してからのインプラント治療の流れ

抜歯に伴う機能的、審美的障害が大きければ、プロビジョナルレストレーションの装着、暫間義歯の作製が必要なケースもある。2歯欠損以上では何らかの暫間補綴が必要なことが多い。1歯欠損でも第1小臼歯より前方歯の場合は、審美的要求から審美回復が必要となる。

インプラントの埋入は、抜歯後早期、あるいは抜歯と同時に行うこともある。骨増生の必要がある場合、粘膜が閉鎖する治癒期間を待ってからの埋入を計画するほうが安全である。骨形態が良好で軟組織の条件もよい場合は、埋入と同時に粘膜貫通部を装着する1回法の術式もあるが、GBRやFGGが必要な場合、2回法の術式で粘膜を閉鎖する。二次手術後は、軟組織の成熟を待ったうえで、プロビジョナルレストレーションを装着、咬合および軟組織との調和、清掃性などを確認したうえで、補綴物を装着するという流れとなる。

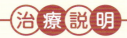

〈歯根破折により抜歯と診断した後の治療方針の相談時〉

患者 インプラントにしたいと思っていますが、その手術は誰にでもできるものですか？

歯科医師 患者さんの全身的な状態によって手術ができるかどうか、まずそれが問題になってきます。心疾患や高血圧、糖尿病などの患者さんでは、内科などの主治医の先生と相談することが必要です。手術を避けたほうがよい状態や、麻酔科医の立ち会いのもと、鎮静法、生体情報モニタ下で手術する必要がある場合もあります。

患者 私は全身的には問題ないと思いますが、インプラントができますか？

歯科医師 全身状態は問題ないですね。次に考えなくてはならないのは局所的な状態です。歯を抜いた後の顎骨の幅や形、太い神経との位置関係、残存歯の歯周病の状態や粘膜の状態、噛み合わせや顎関節の状態などを評価しなくてはなりません。そのためにお口の中の検査を行いましたが、インプラント治療が問題なく行える状態だと思われます。顎骨の状態は、抜歯後にCT検査を行って詳しく調べる必要があります。

患者 インプラントの手術はたいへんな手術ですか？ すごく腫れますか？

歯科医師 一次手術は、局所麻酔でインプラントを埋入する手術です。骨を削るという侵襲に対して炎症反応を起こしますので、ある程度の腫れと痛みを伴います。傷口を十分圧迫して内出血を抑えることで、腫れを極力少なくすることができます。GBRなどの骨増生法を伴う場合は腫れもその分、余計になります。

また、二次手術は粘膜だけの切開と縫合なので炎症反応も少なく、痛みと腫れは一次手術に比べて少なくなります。FGGなどの付加的処置があれば、その分、痛みと腫れはやや増えることになります。いずれも抗菌薬と鎮痛薬の服用で、翌日の仕事はお休みしなくても済むことが多いと思われます。

患者 歯がないまま我慢するのは、どのくらいの期間になりますか？

歯科医師 炎症が少なく、骨の条件がよい場合は、歯を抜いて早期にインプラントを埋入し、埋入と同時に仮歯を入れられるケースもあります。あるいは、歯がすでにない部位で骨の条件がよい場合は、抜歯する必要がなく、インプラント埋入と同時に仮歯を入れられるケースもあります。今回は、歯根破折に伴う骨吸収に対して骨増生法を併用する可能性があるため、歯肉が治るのに抜歯後1ヵ月程度みてから、インプラントの埋め込みの手術を行い、3ヵ月程度の骨の治癒期間を待って、二次手術を行います。その後、型を取って仮歯を入れますから、仮歯で噛めるようになるまで、早くて5ヵ月くらいかかりそうです。

•POINT•

一般的な治療の流れに加えて、患者さんの個々の状態に応じ、具体的な治療と流れを説明することが大切である。

AFTER 抜歯後のCTによる診断の後、インプラント治療を選択した。抜歯後9ヵ月でプロビジョナルレストレーションで噛めるようになり、その後、補綴物を装着した（**図3**）。

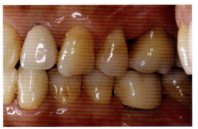

図❸　現在46歳。左側の臼歯部は、1本のインプラント以外、有髄の天然歯により歯列の連続性が保たれている

4 インプラント関連

03 角化歯肉が不足している場合の処置
遊離歯肉移植術（FGG）

山田浩之　新潟県・山田歯科医院

症例概要
患者：57歳、女性
主訴：定期健診をお願いしたい。左下の義歯は使っていない
現病歴：7～8年前に⑤6⑦ブリッジの支台歯である⑦に疼痛が生じて抜歯となり、義歯を作ったが、あまりよく噛めない。転居に伴い、定期健診のため紹介されて来院。左下の欠損部について義歯以外の方法を説明してほしいと希望された

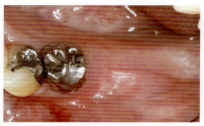
図❶　⑥⑦欠損部は舌側に3～4mmの非可動粘膜があるのみ

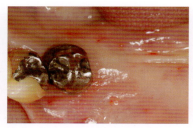
図❷　二次手術時。非可動粘膜がやや狭くなっている

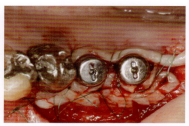
図❸　上顎の口蓋部より採取した移植片を骨膜上に縫合

●診断および治療方針

前医で作製した義歯は、⑤遠心レストを支点に回転沈下する傾向であったため、新たに、④⑤に近心レストを付与し、ブレーシングの利いた片側義歯を作製した。「痛くはないが、床が大きく舌感がよくない」と訴え、インプラントによる固定性の補綴ができるかどうか検査を希望された。

CT検査では、骨幅、下歯槽神経までの距離、骨質からはインプラント埋入は可能であると診断した。しかし欠損部顎堤は、歯槽頂から舌側に3～4mmの非可動粘膜はあるものの、頰側は薄い可動性の粘膜であり、二次手術時に非可動粘膜を獲得する処置が必要と考えられた（図1、2）。

インプラント周囲の軟組織における防御機転は天然歯と比較して弱いことが予想されており、良好なプラークコントロールのもとインプラント周囲組織の長期的安定を獲得するためには、インプラント周囲に角化歯肉が必要とされている。また、インプラント周囲組織の高さを決定する要素として、インプラントにおける生物学的幅径および生物学的比率という概念がある。インプラント周囲には、骨縁上に3～4mmの組織の高さおよび高さに対して1.5倍程度の幅の粘膜が必要とされている。安定した骨レベル、歯肉レベルを維持するためには、インプラント周囲粘膜を薄い状態から厚い状態に増生する必要があり、そのための手段として、遊離歯肉移植術（FGG）および結合組織移植術（CTG）が行われている。

遊離歯肉移植術が必要かどうかの判断基準は以下のとおりである。インプラント埋入予定部位の角化歯肉がほとんどない場合は、埋入前に遊離粘膜移植術を行うことが望ましい。埋入予定部位の角化歯肉が少ない場合（埋入部位の舌側または口蓋側の隅角から頰側に角化歯肉が5mm以下。本症例はこれに該当）は、埋入後、二次手術時に遊離歯肉移植術を併用する（図3）。埋入予定部位の角化歯肉が十分ある場合（埋入部位の舌側または口蓋側の隅角から頰側に角化歯肉が5mm以上）は、二次手術時に歯肉弁根尖側移動術を行うことで、インプラントの頰側に角化歯肉を獲得できる。

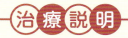

治療説明

〈インプラントのためのCT撮影後のコンサルテーション時〉

患者 先生、CTの結果では、インプラントはできそうですか？

歯科医師 はい。骨幅も十分、太い神経までの距離も問題ないので、インプラントの埋入は可能です。ただ、埋入部にしっかりした厚い歯肉がなくて、薄いほっぺたの粘膜しかない状態（このような状態を付着歯肉がない状態といいます）なので、二次手術の際にインプラントの周りに、上顎から歯肉を移植する遊離歯肉移植術が必要となりそうです。

患者 歯肉の移植とは、どこから歯肉を取ってくるのですか？

歯科医師 上顎の口蓋部というところから1～1.5mmの厚みの歯肉片を取ってきます。

患者 遊離歯肉移植術を受けることのリスクはありますか？

歯科医師 歯肉を取ってくる口蓋部の後方には大口蓋動脈という太い動脈があり、その枝を切断すると出血のリスクがあるため、後方の切開線の設定には配慮が必要です。また、歯肉を移植する部位が下顎の小臼歯部であるときには、オトガイ神経とその枝を損傷するリスクがあり、オトガイ神経の出口であるオトガイ孔の位置をしっかり把握する必要があります。これらは、解剖学的な位置を把握することで、避けることが十分可能なものだと思われます。

患者 この遊離歯肉移植術という処置を必ず受けないといけないのですか？

歯科医師 天然歯においてもインプラントにおいても、プラークコントロールしにくい部位は、歯周炎、インプラント周囲炎が生じやすく、支える骨が吸収してしまいます。<u>インプラントの場合、一度インプラント周囲炎になってしまうと、その治療は天然歯よりも難しいです。</u>ですから、インプラントを行う際には、<u>プラークコントロールしやすい状態を目指すことが大切なのです。</u>

また、付着歯肉がない状態では、ブラッシングしにくく、またブラッシング時に痛みを感じやすいです。必須の処置ではないですが、<u>二次手術時に一手間かけるだけで、インプラントを長く保たせることに繋がるので、付着歯肉がない場合は二次手術時に遊離歯肉移植術を併用すること</u>をお勧めします。

患者 遊離歯肉移植術を行うことの意味が、よく理解できました。せっかくインプラント治療を行うので、長く保ちたいです。二次手術時の遊離歯肉移植も含めて、インプラント治療を検討したいと思います。

歯科医師 インプラント治療は手術を伴う治療なので、腫れや痛みを伴うのですが、それがなるべく少なくなるよう、細心の配慮を払って治療に臨みたいと思っています。ご心配なことがあればいつでも聞いてください。

> **・POINT・**
> 人工物を骨内から粘膜を貫通する状況で機能させるインプラント治療では、天然歯以上にプラークコントロールしやすい環境の重要性を丁寧に説明する。

AFTER

二次手術時に遊離歯肉移植術を行った。付着歯肉が獲得され、「7部にも頬粘膜が被ってこないため、歯ブラシを当てやすい状態が保たれている（図4）。

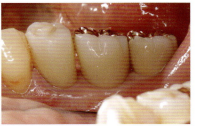

図❹ 術後6年後、「6 7 インプラント

4 インプラント関連

04 上顎洞底を挙上する処置
サイナスリフト、ソケットリフト

倉嶋敏明 新潟県・倉嶋歯科クリニック

症例概要
患者：41歳、女性
主訴：|2 クラウン脱離の処置、歯のない部分をどうにかしたい
現病歴：最初の受診は1997年の38歳時。すでに左右両側の大臼歯の咬合支持が喪失していた（図1、2）。通法に従い、上下に義歯を製作したが未使用で経過し、2000年に前歯の突き上げによって|2 クラウンの脱離に至ったと推察される

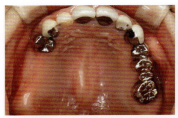
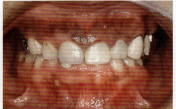
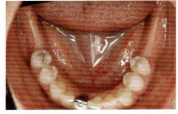

図❶ 左右大臼歯の咬合支持は喪失している（なお、下顎の顎堤幅も狭小である）

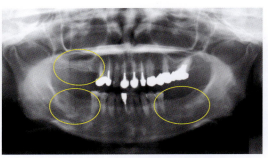

図❷ インプラント埋入のために、上顎右側にはサイナスリフトあるいはソケットリフトが必要

●診断および治療方針（本項では上顎のみを焦点に解説する）

診断：臼歯部咬合支持喪失による咬合崩壊、二次性咬合性外傷。

　過去に義歯を製作したが、義歯を受け入れられず未使用であったため、前歯に力学的影響が出ていた。臼歯の咬合支持の確立が必須と考え、インプラント治療を提案した。しかし、上顎右側は上顎洞との距離が近く、上顎洞底を挙上しなければ埋入できない。その旨の説明を詳しく行ったところ、理解された（下顎の左右狭小顎堤もスプリットクレストの必要性を説明し、同意されて施術したが、本項では省略する）。

　6 5|に2本のインプラント埋入を計画したが、6|相当部の歯槽骨高径は5mm挙上が限界のソケットリフトにはやや薄いと判断し、ラテラルアプローチのサイナスリフトを提案した。術前診断のため右側上顎洞のCT診断を大学に依頼し、問題がないことを確認した（歯科用CBCTの薬事承認は2000年のため、当時は医科用CTを使用した）。

　CT所見を提示しつつ、上顎右側のインプラント埋入予定部の歯槽骨の厚みが足りないため、口腔内の側方から上顎洞にアクセスして上顎洞粘膜を剥離し、骨補填材を填入し、上顎洞内に骨を造る必要性を説明。また、今回使用するインプラントの形状から初期固定が得られると考え、インプラント埋入とサイナスリフトは同時施術とすることと、合併症の可能性も併せて説明した。サイナスリフトおよびスプリットクレストは、歯科外科的手術のなかでは侵襲が比較的大きいため、再度義歯の選択をするかインプラント治療に進むかの決定は患者の意思に委ねた。

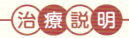

患者 これから必要な治療は、具体的にどのような内容でしょうか。

歯科医師 あなたの現状は、垂直的な噛む力を支える上下の大臼歯の支えがなく、噛み合わせも深いために前歯への負担が大きくなっています。しっかりした臼歯の噛み合わせの獲得が必要でしょう。

患者 でも、入れ歯は違和感が強かったのですが、インプラントはできるのでしょうか？

歯科医師 その可能性を診断するために、CT撮影を行いました。右の上顎には下顎との噛み合わせを考えると、2本のインプラントが必要だと思います。しかし、上顎の構造で目の下と鼻の横に「上顎洞」という空洞があります。インプラントを入れる部分の骨の厚みが確保されていなければ、インプラントを埋入できません。

患者 じゃあ、インプラントはできないのでしょうか？

歯科医師 上顎洞内に骨を増生する手術があります（サイナスリフトとソケットリフトの違いは説明済み）。口の中からインプラント埋入予定部位の上顎洞側壁の骨に窓を開けて、上顎洞の粘膜を破らないように剥離していきます。すでにある骨と粘膜の間に骨を増生する材料を入れます。この方法は骨を増生した後にインプラントを行う方法と、インプラント埋入と同時に骨の増生を行うやり方がありますが、あなたの骨の状態から、同時に行いたいと思います。

患者 手術に伴う身体的な負担はどの程度でしょうか？

歯科医師 手術的な処置ですので、負担はあります。手術が問題なく行われても顔面の腫れは大きく出ますし、内出血斑が必ず出ます。内出血斑は組織内を下りていきますので、首のあたりまで出ることもあります。

しかし、炎症が治ればもとに戻りますので、安心して待ちましょう。手術後の痛みや化膿予防は薬物療法を併用します。

患者 危険性や失敗についてはいかがですか。

歯科医師 CT診断を参考にして丁寧な手術を行えば安全にできます。しかし手術は、生体を傷つける行為ですのでリスクはあります。上顎洞の骨の壁の部分に細い動脈が通っていることがあります。また、上顎洞粘膜が非常に薄い場合、破れる危険もあります。そのような偶発症が起こった場合、状況に応じた適切な対応をしていきます。

稀に上顎洞内の炎症である「上顎洞炎」を起こすことがありますが、その場合、その誘因によって対処法を考える必要があります。

患者 生体へのダメージや、リスクがあることも理解できました。メリット・デメリット、それに私の希望と照らして、選択したいと思います。

歯科医師 よく考えてご自身の価値判断で選択してください。不明点、疑問点があれば、またお聞きいただいて構いません。

・POINT・

リスクについて十分に説明を行うことが大切である。しかし、ただ不安を助長するのではなく、偶発症発症時の適切な対処も提示する。

AFTER 上顎右側は上顎洞底挙上術、下顎は両側にスプリットクレストを併用したインプラント治療を選択した（図3）。

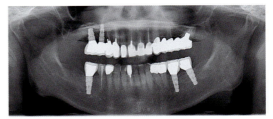

図❸ 術後13年後のパノラマX線写真。右側上顎洞内の骨増生は安定し、下顎両側のスプリットクレスト部も安定している

4 インプラント関連

05 骨量が足りない場合の処置
骨誘導再生療法（GBR）

山田浩之 新潟県・山田歯科医院

> **症例概要**
> **患者**：55歳、男性
> **主訴**：右下の奥歯が痛い
> **現病歴**：10年ほど前に根管治療を行いクラウンを装着した $\overline{6}$ が、だいぶ前から痛んだり、治まったりを繰り返していたが、急に痛みが強くなり、腫れてきたとのことで急患で来院した

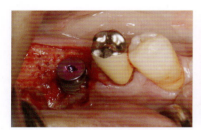

図❶ インプラント埋入時の口腔内写真。頬側に骨の裂開を認める

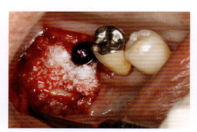

図❷ 骨の裂開部に骨補塡材を塡入する

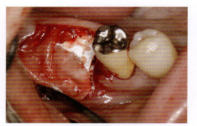

図❸ 骨補塡材の上をコラーゲンメンブレンでカバーし、その後、縫合する

●診断および治療方針

遠心に10mmのEPP（Examination of Periodotal Pocket）を認め、頬側の根分岐部にフィステルがみられた。デンタルX線写真では根分岐部から根尖に透過像を認め、歯根破折が疑われた。X線像で、歯根にはセメント質肥厚がみられ、健康な歯根膜が失われている疑いもあることから、抜歯の適応と判断した。抜歯後は下顎右側大臼歯部の2歯欠損になるが、15年以上、下顎右側は $\overline{6}$ までの咬合で不自由なかったことから、$\overline{6}$ の1歯のみをインプラントによる固定性の補綴で治療することになった。

現在用いられるrough surfaceを有するインプラントにおいては、長期的に骨レベルおよび歯肉縁の位置が安定するために、インプラントのプラットフォームの高さまで、十分な厚みの骨に囲まれる必要がある。

埋入時にインプラントが骨に覆われないままで埋入したり、残された骨壁が薄かったことにより、辺縁の骨が吸収してしまうと、歯肉縁も経時的に下がって、rough surfaceが露出すると、インプラント周囲炎を生じやすくなる。つまり、長期的な予後が期待できないことになる。そのため、骨幅が狭小であり、インプラント窩を形成すると裂開が生じてしまったり、残存骨壁が薄くなってしまうような場合、骨幅はあっても補綴的に望ましい位置に埋入しようとすると裂開を生じてしまう場合、歯根破折などにより部分的に骨の吸収がみられるような場合などの症例では、骨誘導再生療法（Guided Bone Regeneration：GBR）を用いて骨を増生することが必要となる（図1〜3）。

インプラント埋入とGBRを行うタイミングには、おもに①抜歯と同時にインプラント埋入とGBRを行う場合、②抜歯後、軟組織の治癒を待ってから、インプラント埋入とGBRを行う場合、③抜歯時または抜歯後早期にGBRを行い、骨を増生させてからインプラント埋入を行う場合などがあり、それぞれに利点・欠点があるため、CTによるシミュレーションをしたうえで、わかりやすく説明し、選択肢を決めることが大切である。

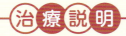

〈抜歯後に行ったCT撮影後の診断後〉

患者 先生、CTの結果はどうでしたか？

歯科医師 抜歯後の骨の修復が進んでいる時期ですが、歯根破折があった部位の骨が吸収した状態です。インプラントの埋入をシミュレーションしてみると、インプラントの外側の部分が骨に埋まらない状況になってしまいます。

患者 それでは、インプラントをできないということですか？

歯科医師 インプラントをしっかり固定するだけの骨は残っているので、インプラントは埋め込めます。ただ、この状態のままインプラントを埋め込むと、骨に埋まらないところの歯ぐきが下がり、インプラント周囲炎になりやすいのです。インプラント埋入と同時に、骨を増やす骨増生法という処置が必要になります。

患者 骨増生法というのはどのような処置なのでしょうか？

歯科医師 骨に置き換わる骨補塡材という材料を、骨から露出したインプラントの部分に置いたうえで、骨以外の細胞が入ってこないように、骨補塡材の上に歯肉と遮断する膜を置き、歯肉を縫合するという処置です。骨補塡材、遮断膜には、さまざまな種類のものがあります。それぞれの特徴、利点・欠点など、十分に説明させてもらいますので、そのうえで材料を選択することになります。

患者 どんなに骨が吸収していても、骨増生法を併用すればインプラントを行えるのですか？

歯科医師 骨の吸収の程度によって、インプラント埋入と同時にGBR法を併用する場合と、GBR法により骨増生を行った後に、インプラント埋入を行う場合とがあります。また、GBR法のみでなく、自家骨のブロック移植や仮骨延長など他の術式を併用しなくてはならないこともあります。これらの方法によって、かなり多くの症例でインプラントを応用できるようになっています。

患者 骨増生法を行った場合は治療期間は長くかかるのですか？

歯科医師 骨を増やす程度により、通常の埋入の場合に比べて1～3ヵ月程度長い、4～6ヵ月間の治癒期間を設けるようにします。

患者 この手術にはリスクはないのですか？

歯科医師 骨増生法を伴わないインプラント埋入手術に比べて、骨補塡材、遮断膜を入れた状態で縫合するので、手術後の腫れが大きくなる可能性があります。

　また、骨補塡材、遮断膜があるため、歯肉弁が閉じにくく、傷口が開いてしまうリスクが増えます。また、喫煙者は、歯肉の血流が悪くなっているため、より傷口が開きやすいです。インプラント治療を行う際には、喫煙のリスクを十分説明させていただき、禁煙をお勧めしますが、禁煙ができない場合は、骨増生法を伴うインプラント手術は避けるべきかもしれません。

• POINT •

骨吸収の程度に対して、どの程度の骨増生が必要で、どのような材料を使う必要があるのか、材料の安全性を含めて説明することが大切である。

AFTER 二次手術時には、GBRを行った部位は骨組織で覆われていた。遊離歯肉移植術を併用したこともあり、補綴物の辺縁の組織は十分な厚みが確保されている（図4）。

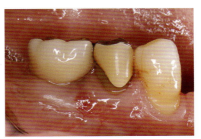

図❹ インプラント部にクラウンを装着した状態

4 インプラント関連

06 遊離端欠損における IARPDの有用性

倉嶋敏明 新潟県・倉嶋歯科クリニック

症例概要

患者：55歳、女性
主訴：入れ歯が安定しない。総合的に診てほしい
現病歴：他院にて義歯を製作したが、いつごろか曖昧。最近、5｜支台歯のクラウン脱離のため、同部の疼痛と義歯の不安定、咀嚼に不便を感じ来院（図1、2）。なお、全顎的な診査も希望した。診断後、患者の希望を取り入れ全顎的に咬合再構成、下顎は義歯装着を行った
※初回補綴治療後の4年目に下顎右側遊離端側の｜4に歯根破折が発症した（図3）。（「遊離端欠損へのIARPD」に焦点をあて、これ以降のリカバリーを解説する）

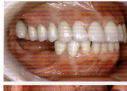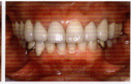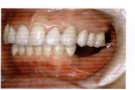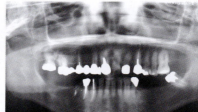
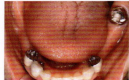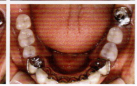

図❶ 初回補綴治療後（下顎右側臼歯部は遊離端義歯）

図❷ 初診時パノラマX線写真。5｜は脱離し、保存不可であった

●診断および治療方針

初診時の診査で咬合をみると、歯の挺出、咬合平面の乱れ、3｜喪失、咬合の不調和とさまざまな問題を抱え、今後のためには全顎的対応が必要と判断した。上顎は3｜喪失がハンデであるが、補綴的工夫にて固定性補綴で対処可能である。しかし、上顎が固定性補綴となると加圧因子の強さから、下顎遊離端側の受圧能力に不安が残る。それゆえ、以下の補綴設計の説明を行った。上顎の加圧因子の堅牢性と下顎の受圧条件の脆弱性（実際に5｜の歯根が破折し、コアとクラウン脱離）など。

今後、遊離端側の義歯の回転沈下が必至である。上顎対合歯に一致した遊離端側大臼歯部に1本のインプラントを設置してサポートの強化を提示した。しかし、患者は外科的処置を忌避された。

よって、リジッドな義歯設計と、支台歯の精密

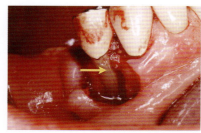

図❸ 初回義歯製作後4年目に、遊離端側支台歯｜4の歯根が破折した

なマウスプレパレーションで対応することとなる。補綴治療後の4年目に、遠心への義歯の回転沈下による力に負けて、回転の支点となっている遊離端側の最後方歯｜4が縦破折した。左側は傾斜歯であるが、｜8が有効に作用している。

このまま義歯の増歯をしても力学的な条件の改善は得られない。初回説明時に上下顎の受圧加圧の関係、可撤性補綴の挙動などを詳細に説明したため、今回のトラブルが力の要素と義歯挙動によるところが大きいと理解された。結果、遊離端側への1本のインプラント埋入を受け入れてくれた。

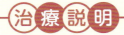

治療説明

〈欠損形態、残存歯の健康状態の診断後〉

※本項では、4┘の歯根破折発生以降の対応に的を絞って解説する。

患者 せっかく全体に噛み合わせが安定するように治療し、入れ歯も安定してよく噛めていたのに、なぜ歯が割れたのでしょうか。

歯科医師 この上下の歯の位置関係から、おそらく今回のトラブルは上下の噛み合わせの力関係と、入れ歯の動きが関与していると思われます。

患者 入れ歯は安定してガタガタした感じはありませんでしたが。

歯科医師 入れ歯は、残っている歯と歯がなくなった部分の顎の土手、顎堤といいますが、そこに噛む力を負担してもらう装置です。歯も顎堤も噛み合わせの圧力がかかると沈み込みます。力がかかったときの顎堤の粘膜の沈み込みは、歯の10倍くらい沈み込みます。ですから、動かないでしっかりしていると感じる入れ歯でも動きがあります。

今回のトラブルは、後ろに歯がないほうの入れ歯の沈み込みで、支点となった歯に大きな力がかかり、歯根の縦割れが起こったと推察されます。とくに神経がない歯は脆いため、そのようになることがあります。

患者 これから入れ歯に歯を足せば、いままでどおり入れ歯は使用できるのでしょうか。それとも他の方法があるのでしょうか？

歯科医師 まず考えなくてはいけないことは、噛む力をどのように負担させるかです。上は固定式のクラウンやブリッジが入っていますので、噛む力は十分発揮できます。これを加圧因子といいます。それに対して下はほとんどの臼歯がないため、力の受け皿としてはたいへん弱い条件です。これを受圧条件といいます。

このたび、後方に歯がない部分がいままでより1歯少なくなりましたので、受圧条件がより悪くなったということになります。ですので、単純に入れ歯に歯を足しても、その動きは抑制できません。この力の条件は、初回の治療中にも詳しくお話ししたとおりです。

患者 それはよく覚えています。しかし、外科治療が嫌でお断りしたんですよね。

歯科医師 私たちとしては、左側の親知らずが入れ歯の支えに有効に働いているように、右下の奥に入れ歯を支える部分がほしいところです。そこで再度提案しますが、上の大臼歯が噛み込む位置に1本だけインプラントを入れてみてはどうでしょうか。その上に入れ歯を乗せれば沈み込みや動きをよりよく制御できます。われわれ歯科医師はこういう使い方を、インプラントを補助的に使った入れ歯治療として有効に用いています。また、手術は比較的簡単な部類に入りますので、身体的な負担はごく少なくてすみます。

•POINT•

IARPDは義歯にインプラントの効果を組み合わせることでより安定化が得られ、後の修正対応もしやすい利点もあることを提示する。

AFTER

4┘の歯根破折の誘因が噛む力の配分、義歯の動きに由来することを理解していただいた。そして、1本のインプラントを埋入することを受け入れ、既存の義歯を改変して使用し、13年が経過している（図4）。

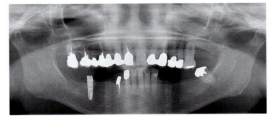

図❹ 初回補綴治療から18年後、遊離端側にインプラントを追加したリカバリーから13年後のパノラマX線写真

4 インプラント関連

07 無歯顎におけるIODの選択

金澤 学　東京医科歯科大学大学院　高齢者歯科学分野

症例概要
患者：68歳、女性
主訴：下顎全部床義歯による疼痛と咀嚼困難
現病歴：上下顎全部床義歯を製作して調整を繰り返したが、下顎の顎堤吸収が著しいため義歯が安定せず、床下粘膜の疼痛が改善しない

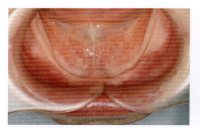
図❶　初診時の口腔内写真

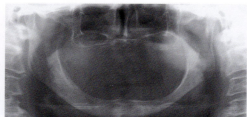
図❷　初診時のパノラマX線写真

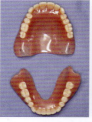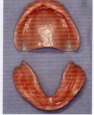
図❸　旧義歯写真（咬合面観と粘膜面観）

●診断および治療方針

　全身的所見および既往歴に特記事項はなかった。口腔内所見として、上顎の顎堤吸収の程度は軽度で、フラビーガムなどの軟組織の異常はとくに認められなかった。下顎では、臼歯部において顎堤吸収が著しい状態であった（図1）。パノラマX線所見では、臼歯部において著しい骨吸収を認めるも、前歯部にはオトガイ孔間に高さ10mm以上の骨の残存を認めた（図2）。

　現義歯の所見は適切な外形を有しており、顎位も垂直的・水平的に問題は認められなかった（図3）。上顎の義歯は、安静時における維持・安定は良好であった。しかし、下顎義歯については、舌下腺部の粘膜が薄く、弾力がなかった。そのうえ、舌後退位置の影響もあり、維持力は弱く、舌によってすぐに持ち上がる状態であった。

　義歯は、中心咬合位では比較的安定していたが、前方・側方運動時に義歯の動揺が認められた。顎関節および咀嚼筋に疼痛などの臨床症状は認められなかった。現義歯による機能検査では、OHIP-EDNT-Jを用いた口腔関連QOLの評価（19項目、各スコア；0-4、総スコア；0-76）において総合スコア40であり、Patient Denture Assessment（PDA）を用いた客観的義歯評価では、下顎義歯に対する客観的評価や全体的な義歯の満足度に対する評価が低かった。また、オクルーザルフォースメーターを用いた最大咬合力は88Nであった。

　治療方法として、上顎に全部床義歯を製作し、下顎については、以下の3つの選択肢を提示し、それぞれについての特徴を治療期間、侵襲性や費用などを含めて説明した。

1. 全部床義歯
2. 固定性インプラントブリッジ
3. 可撤性インプラントオーバーデンチャー

　ただし、インプラントは自費治療となるため、これらの選択肢は、最初から自費治療を希望する患者が対象となる。

治療説明

患者 いままでに総入れ歯は何度も作っています。食事を摂ることはできるのですが、入れ歯が動いたときに痛いことがあるのと、何かの拍子に外れてしまうことがあります。

歯科医師 いまの○○さんの入れ歯は、総入れ歯として適切な形をしていて、噛み合わせも正しくできています。しかし、とくに下の入れ歯の支えとなる骨が大きく減ってしまっているために、普通よりも入れ歯が安定しにくく、非常に難しいケースとなります。

患者 保険外でよいので、しっかりとした入れ歯を作り直してほしいのですが、「インプラント」というものにしたほうがよいのでしょうか？

歯科医師 そうですね。○○さんの場合、普通の総入れ歯では、これ以上の機能の改善は難しいかもしれません。ですので、そのような患者さんには、より外れにくく噛めるようにするために、インプラントの利用をお勧めしています。

患者 インプラントにした友人から、何百万円もかかって、手術もけっこう大変だったという話を聞いているのですが……。

歯科医師 まず、インプラントを使う場合、固定性の入れ歯（インプラントブリッジ）にする方法と、取り外し式の入れ歯（インプラント義歯）にする方法があります。インプラントブリッジにする場合、下顎では4～6本のインプラントを埋め、その上に12～14本分の歯を作ることになるので、費用は全部で○○～○○万円くらいかかります。インプラント義歯の場合は、インプラントは前歯のあたりに1本か2本埋めるだけでよく、インプラント側と入れ歯の裏側にアタッチメントと呼ばれる装置を付けることによって入れ歯を外れにくくします。費用は○○～○○万円くらいになります。

患者 インプラントでも取り外しの入れ歯にできるのですね。インプラント義歯のほうが安くすみますし、それにしようかと思うのですが、どうでしょうか？　入れ歯に付く装置というのは、扱いは難しいですか？

歯科医師 取り外し式の入れ歯に抵抗がないようでしたら、インプラント義歯をお勧めします。アタッチメントと呼ばれる装置には何種類かあり、たとえば磁石を使って磁力で引き合う「磁性アタッチメント」や、洋服のボタンにみられるような凹面と凸面を利用してパチンとはまり合う「ロケーターアタッチメント」という装置などがあります。入れ歯は外して洗えるので、固定式のインプラントより清掃しやすいです。

患者 インプラント義歯はずっと使えますか？

歯科医師 研究によると、長年、義歯を使用していると、インプラント周辺で入れ歯が破折してしまうことが報告されていて、約5～10年で入れ歯を作り換えることが多いです。また、アタッチメントは摩耗してくるため、1～2年で交換するケースが多いです。入れ歯とアタッチメントは消耗品なので、その費用も考えておいてください。

・POINT・

IODと固定性インプラントブリッジの利点・欠点を治療期間、外科的侵襲、費用、メインテナンスなど、さまざまな側面から説明する。

AFTER この患者さんは、磁性アタッチメントを利用した、インプラントオーバーデンチャーを選択した（図4）。

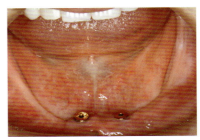

図❹　磁性アタッチメント装着後の口腔内写真

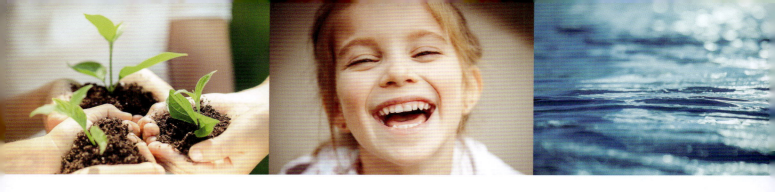

考え方を変えると世界が変わる。

Change the world changing ideas.

基本料金の撤廃や、地金相場よりも低く設定した自社相場を適用しない等、
金属リサイクルの業界で当たり前とされてきた事を
私たちはことごとく見直してきました。
歯科医院様や歯科技工所様がもっと手軽にリサイクルを行う事で、
限りある資源を未来へと紡ぐために。
より多くの方が笑顔でいられるために、
私たちはこれからも業界の常識と言われている非常識に挑み続けます。

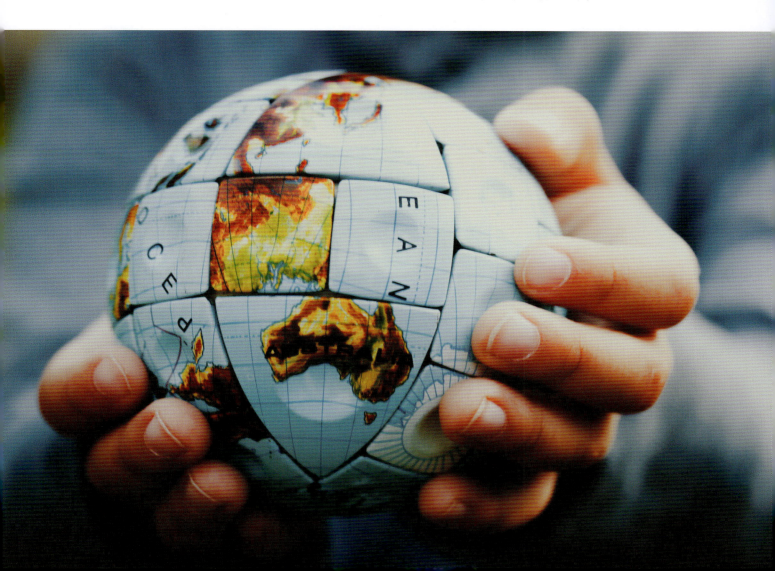

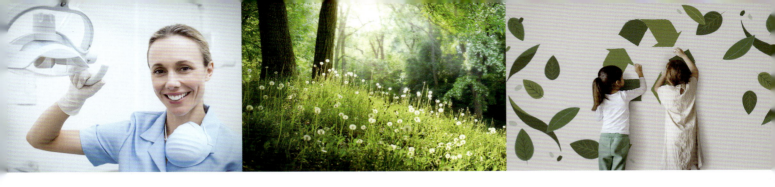

驚きのリサイクルシステム
「エコロジー」×「お手軽」

高還元

RAQシステム3つのPoint

回収にかかる固定経費を削減したい等、お客様のリクエストから生まれたシステムです。

基本料金 不要
通常お預り時点でかかる8,000円〜20,000円の基本料金が一切不要です。

分析手数料 11%
業界平均20%を大きく下回る業界最低水準を採用。

分析出来上がり日の地金相場でお買取
多くの業者が採用する地金相場よりも低く設定した自社相場を弊社は一切設定しません。

社会貢献活動への高まりは、年々盛り上がりを増しています。
ビジネスシーンにおいても、日々の生活の中から
エコロジー活動へ、気軽に参画することができる
画期的なRAQのリサイクルシステムをご利用ください。

お支払い方法 銀行振込・現金書留等ご希望の方法をご指定頂けます。お預かりからお買取りまで約30日間かかります。

●お買取り迄にかかる日数は、年末・年始・ゴールデンウイーク・夏期休暇の時期には約40日程かかる場合がございます。予めご了承ください。●2kg以上の石膏粉については、サンプリングによる分析後、お買取り価格を提示させて頂きます。(平均1kg-500円〜3,000円程度)※サンプルでお預かりした、石膏粉については、ご返却致しかねますのであしからずご了承下さい。

全国320社の歯科商店様とのお取引が、当社への信頼の証です！

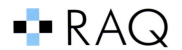

株式会社アール・エー・キュー
〒600-8101 京都市下京区五条通寺町西入ル御影堂町16-21京都建物ビル2階
TEL.075-352-0117 FAX.075-352-0113 http://www.raq.co.jp/

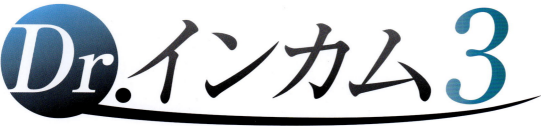

正しく使おう！アライナー型矯正装置

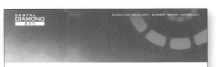

[編・著] 槇 宏太郎（昭和大学歯学部 歯科矯正学講座）
佐本 博（東京都・青山アール矯正歯科）
土岐泰弘（三重県・とき矯正歯科）

[著] 福田哲也／窪田正宏
坂本紗有見／西村則彦

ゼロからマスターするアライナー矯正

反省から学ぶ 経験の共有

昨今、審美性や清掃性などの利点を求め、カスタムメイドのアライナー矯正治療を希望する患者が増えている。各社からさまざまな製品が発売されているが、その多様性ゆえ、適切な使用方法や適応症例の判別に困っている歯科医師も多くいることだろう。本増刊号では、まだ新しい技術であるアライナー矯正治療について、基礎から「正しく」学べ、また、治療中に苦慮した症例を開示いただくことで、考察に適した一冊となっている。

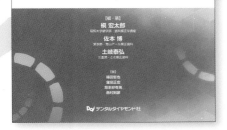

A4判変型・164頁・オールカラー
本体5,400円＋税

CONTENTS

Chapter 1 アライナー型矯正装置の基礎知識
- アライナー型矯正装置を用いた歯科矯正とは

Chapter 2 適応症／非適応症を考える
- アライナー型矯正装置の使用が
  推奨される症例／推奨されない症例

Chapter 3 アライナー型矯正装置による治療の流れ
- クリンチェックオーダーフォームの記入法 ──新規患者登録
- クリンチェック治療計画
- IPR
- 側方拡大／大臼歯の遠心移動／エラスティック、
  ボタン、プレシジョンフックの設定
- アタッチメント
- 保定移行時の確認事項

Chapter 4 不測の事態への対応法
- アンフィット時のエラスティック活用法
- セクショナルワイヤー併用術　　他

Chapter 5 患者説明
- 診療の流れと患者への治療説明

Chapter 6 症例集
- 3|の低位唇側転位を伴った重度叢生
- 下顎前歯部叢生を伴うAngle I級、骨格性1級、
  過蓋咬合
- 開咬を伴う上顎前突
- 過蓋咬合と叢生を伴う上顎前突
- 3|部の低位唇側転位を伴い、
  上下顎正中の不一致が認められた叢生　　他

株式会社 デンタルダイヤモンド社
〒113-0033　東京都文京区本郷3丁目2番15号
TEL 03-6801-5810（代）／FAX 03-6801-5009
URL：http://www.dental-diamond.co.jp/

● 編集委員略歴

景山正登（かげやま まさと）

1979 年	日本大学歯学部卒業
1983 年	日本大学大学院歯学研究科（組織学専攻）修了
1983 年	東京都中野区にて景山歯科医院開業
現在に至る	

日本歯周病学会認定　専門医、指導医
アメリカ歯周病学会　会員
中野予防歯科研修会　顧問

谷田部 優（やたべ まさる）

1983 年	東京医科歯科大学歯学部卒業
1985〜2002 年	東京医科歯科大学歯学部　文部教官　助手
1991 年	歯学博士学位取得（東京医科歯科大学）
1994〜1995 年	オランダ国立 ACTA 客員研究員（顎運動）
2000〜2002 年	東京医科歯科大学歯学部附属歯科技工士学校　非常勤講師兼任
2002 年	東京都文京区にて千駄木あおば歯科開業
2003 年〜	東京医科歯科大学歯学部　非常勤講師
2009 年〜	東京医科歯科大学歯学部　臨床教授
現在に至る	

日本補綴歯科学会　専門医、指導医

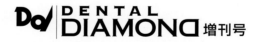

DENTAL DIAMOND 増刊号

安心・信頼を生み出す"頻出"治療説明集

発　行　日──2019 年 7 月 1 日　通巻第 652 号
編集委員──景山正登｜谷田部 優
発　行　人──濱野 優
発　行　所──株式会社デンタルダイヤモンド社
　　　　　　　〒 113-0033
　　　　　　　東京都文京区本郷 3-2-15　新興ビル
　　　　　　　TEL　03-6801-5810 ㈹
　　　　　　　https://www.dental-diamond.co.jp/
　　　　　　　振替口座　00160-3-10768
印　刷　所──株式会社エス・ケイ・ジェイ

- 本書の複製権・翻訳権・上映権・譲渡権・公衆送信権（送信可能化権を含む）は㈱デンタルダイヤモンド社が保有します。
- <JCOPY> ㈳出版者著作権管理機構　委託出版物>
本書の無断複写は著作権法上での例外を除き禁じられています。複写される場合は、そのつど事前に、㈳出版者著作権管理機構（電話 03-3513-6969、FAX 03-3513-6979、e-mail：info@jcopy.or.jp）の許諾を得てください。